6주 안에 만드는 섹시한 몸매

6주 안에 만드는 섹시한 몸매

크리시 갤러허 먼디 지음 | 김희정 옮김

body
sculpting

21세기북스

우리는 움직임 속에서 멈춰 있는 법을 배우고

고요함 속에서 역동하는 법을 배워야 한다.

인디라 간디

섹시한 몸매로 자신있고 당당하게!

사람들은 저마다 다른 몸매를 가지고 태어난다. 이상적인 몸매는 시대에 따라 문화에 따라 다르지만 어쨌든 많은 사람들이 몸매에 신경을 쓰고 있으며 타고난 몸을 자신이 바라는 방향으로 다듬으려 노력하고 있다.

현대 사회는 온갖 먹음직스런 음식들로 넘쳐난다. 영양가 높은 식품 섭취, 즉석 식품의 소비량 증가 등으로 지나치게 많은 칼로리를 섭취하는 사람들이 늘어나고 있다. 이렇게 해서 남은 칼로리는 모두 지방으로 저장된다.

신체 활동의 필요성이 많이 줄어든 것도 큰 문제이다. 진공청소기, 세탁기, 자동차 같은 현대적인 발명품들은 우리도 모르는 사이에 원치 않는 지방 덩어리를 몸 구석구석에 쌓고 있다. 이런 환경 속에서 우리에게 허락된 최고의 몸매를 갖는 방법은 에너지를 만들어주는 건강한 식습관과 에너지를 소모시켜 주는 규칙적인 운동의 결합뿐이다.

현대 사회의 생활 방식은 우리 몸을 망가뜨리기도 하지만, 한편으로는 마음 먹은 대로 몸을 다듬고 가꿀 수 있는 수단을 제공하기도 한다. 대부분의 사람들에게는 자신없는 신체 부위가 한두 군데쯤은 있지만 꾸준히 운동을 할 수 있는 시간적 여유와 능력을 가진 이들은 결코 많지 않다. 따라서 진짜 중요한 것은 운동의 실질적인 질이다.

이 책《6주 안에 만드는 섹시한 몸매》의 목표는 개선이 필요한 신체 부위를 집중적으로 공략하는 것이다. 따라서 이 책은 특정한 신체 부위의 문제점을 진단하고 올바른 근육 운동을 통해 그 부위를 단시간 내에 향상시키고 싶어하는 사람들에게 큰 도움을 줄 수 있을 것이다.

이 책의 몸매만들기 공략법은 크게 2가지로 나누어진다. 우선, 특정 근육을 운동으로 강화시켜 운동을 하고 있을 때는 물론이고 하지 않을 때에도 예전보다 더 많은 칼로리를 소모하게 도와준다. 근육이 만들어진 후에는 그 근육을 이완시키고 길게 늘여주어 몸이 유연해지고 보기 좋게 다듬어지도록 한다. 자, 이제 5단계 6주 프로그램으로 섹시한 몸을 만들어 보자.

크리시 갤러허 먼디

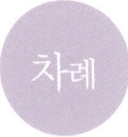

차례

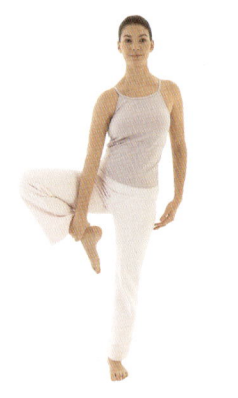
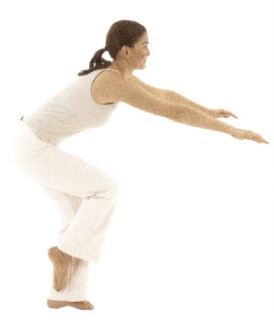

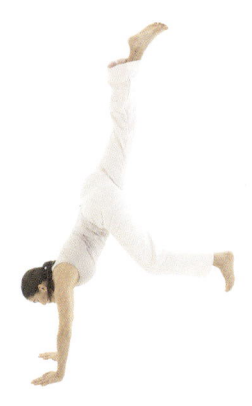

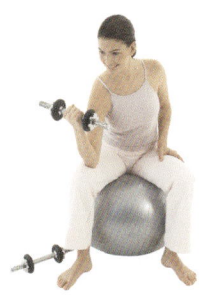

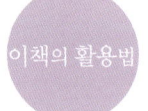 이책의 활용법

섹시한 몸을 만드는 5단계 6주 프로그램

이 책에 소개되어 있는 대로 체지방을 줄여주는 유산소 운동과 다양한 효과를 지닌 여러 동작들을 따라 하다 보면, 어느 새 몸매는 눈에 띄게 변해 있을 것이다. 지금보다 잘 다듬어지고 균형 잡힌 몸매를 만드는 일은 생각보다 어렵지 않다.

5단계 6주 프로그램에서는 많은 사람들이 개선을 원하는 신체 부위들을 4가지 영역으로 나누어 집중 공략한다.

집중 공략 부분

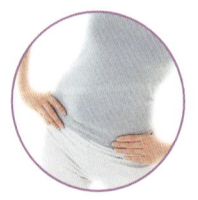 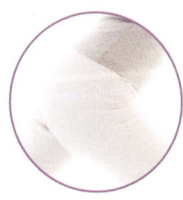 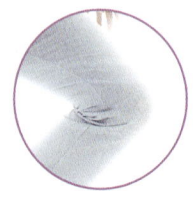 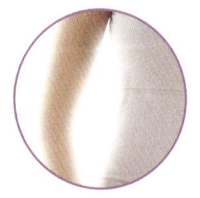

• 배와 옆구리   • 엉덩이와 골반   • 허벅지와 종아리   • 팔과 상체

각 신체 부위별로 6주간의 운동 프로그램이 짜여져 있다. 일주일에 3, 4회 정도 정기적으로 따라 한다면, 멋진 몸매를 만드는 데 큰 효과를 볼 수 있을 것이다.

각 프로그램은 다음의 5단계로 구성되어 있다. 체계적이고 과학적인 운동을
위해서 반드시 동작의 연결 순서를 지키도록 한다.

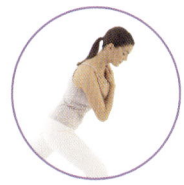 ····· 1 워밍업 관절을 유연하게 하고 몸을 운동할 수 있는 상태로 준비시킨다.

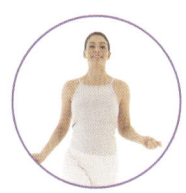 ····· 2 유산소 운동 지방을 연소시키고 심장과 폐의 기능을 향상시킨다.

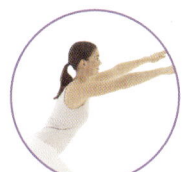 ····· 3 균형잡기 운동 자세를 개선하고 중심 근육을 강화시킨다.

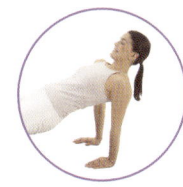 ····· 4 근육 단련 운동 몸매의 기본이 되는 근육을 만든다.

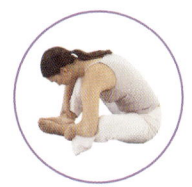 ····· 5 마무리 스트레칭 몸의 유연성을 높여준다.

6주 프로그램으로 변화를 느껴보라

총 6주에 걸쳐 완성되는 각 운동 프로그램들은 한 주가 지날 때마다 조금씩 운동 강도가 높아지게끔 짜여
있다. 이렇게 해서 근육에 지속적인 자극을 주면 몸매가 보기 좋게 다듬어진다. 최대의 효과를 얻기 위해서
는 한 주에 3, 4회 정도 규칙적으로 운동을 해야 한다. 그러나 전체 운동 시간은 45분을 넘기지 않는 것이
좋다. 6주 프로그램을 하나씩 완성해가다 보면 일상 생활 속에서 몸의 변화를 확실히 느끼게 될 것이다.

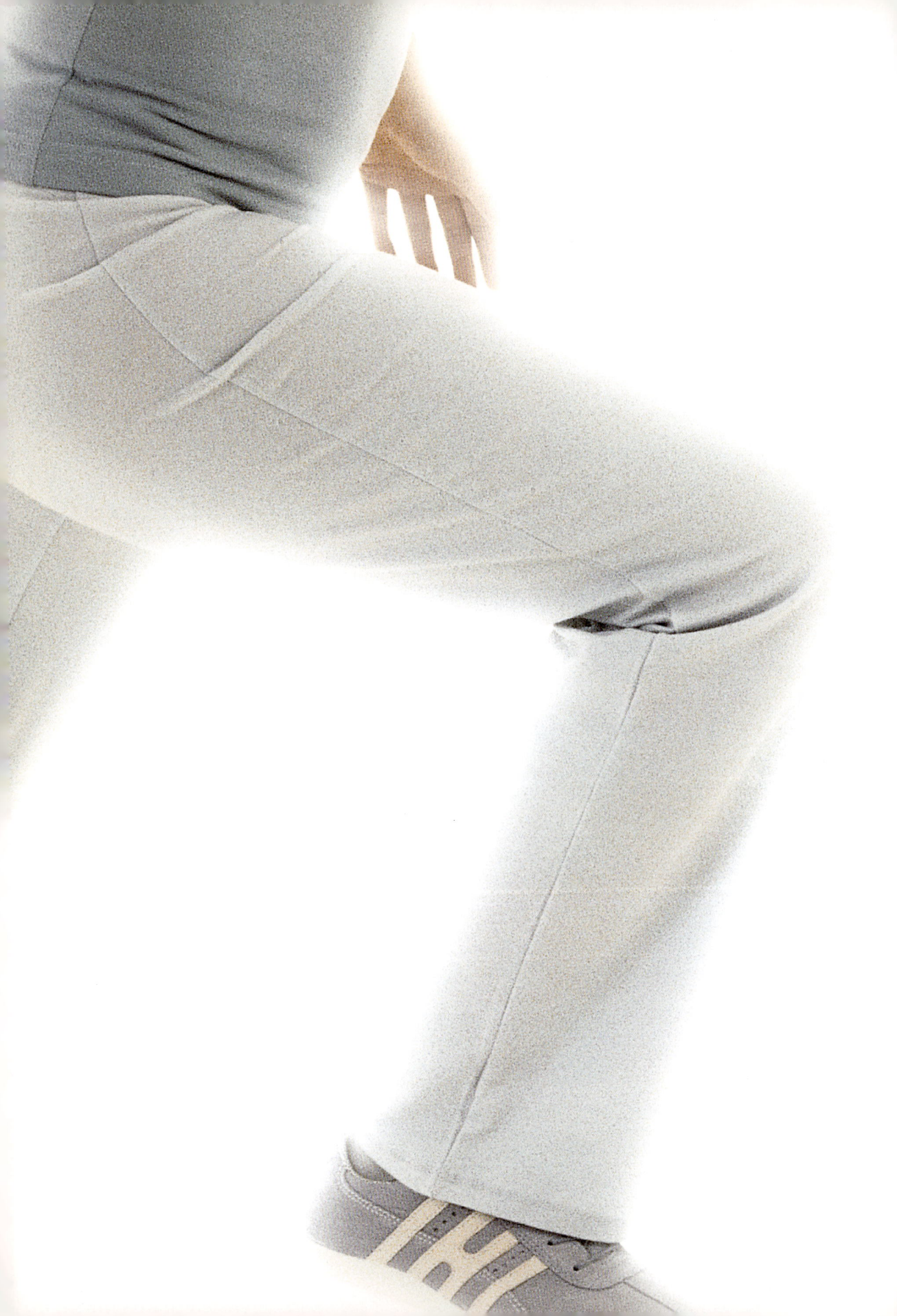

섹시한 몸매를 만드는 기본 원칙

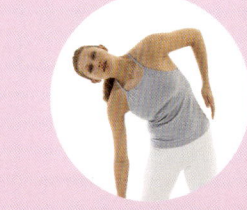

body
sculpting
basics

건강을 유지하려면 운동을 마치 이를 닦거나 머리를 빗는 일처럼 매일 반복하는

생활의 일부로 만들어야 한다. 여기서는 근육을 수축시켜주는 근육 운동과

근육을 늘여주는 스트레칭의 기본적인 동작을 익혀보자.

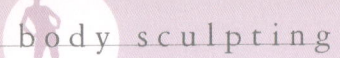

왜 운동을 해야 할까?

남자든 여자든 규칙적인 운동을 꾸준히 해온 사람은 몸매와 지구력, 체력 등이 좋고 전반적인 삶의 질 또한 운동을 하지 않는 사람보다 높다.

멋진 몸매를 만드는 첫 걸음은 정기적인 운동을 하는 것이다. 어릴 적부터 나이가 들 때까지, 70대 혹은 80, 90대가 되어서까지도 항상 활발하게 몸을 움직이는 것만이 건강하고 아름다운 몸매를 만들고 유지하는 유일한 비결이다. 남자든 여자든 규칙적인 운동을 꾸준히 해온 사람은 몸매와 지구력, 체력 등이 좋고 전반적인 삶의 질 또한 운동을 하지 않는 사람보다 높다.

운동은 몸의 모든 기능이 원활하게 돌아가도록 도와준다. 모든 움직임은 에너지를 필요로 하는데 활동을 많이 하면 할수록 칼로리 소모도 많아진다. 에너지는 우리가 먹는 음식을 통해 얻어진다. 신체 활동을 많이 하면 섭취한 음식물이 공급하는 칼로리를 모두 소비할 수 있다. 그러나 먹긴 많이 먹는데 운동을 하지 않는다면 남아도는 칼로리는 지방으로 그대로 축적된다. 몸을 움직이면 근육이 뼈를 잡아당겼다 늦추는 동작을 반복하게 되고, 이렇게 함으로써 근육과 뼈는 물론이고 각종 인대와 힘줄도 튼튼해진다.

또한 새로운 운동법을 배우고 이미 익힌 운동을 되풀이하는 과정은 신체의 움직임을 뇌로 전달하는 회로를 계속 자극하기 때문에 정신을 맑게 깨어 있는 상태로 유지하는 데 도움이 된다. 우리가 늘 머리에서 발끝까지 최상의 몸매를 유지하기 위해 스트레칭을 해주면 지금까지 설명한 모든 혜택을 마음껏 누리며 즐겁게 살 수 있다.

 운동을 생활의 일부로 만들어라

균형 잡힌 몸매와 건강을 위해서는 적당한 강도의 운동을 지속적으로 하는 것이 좋다. 운동선수나 강한 승부욕을 발휘하고 싶어하는 사람들은 몸을 한계 상황까지 몰고가 본 경험이 있을 것이다. 그러나 대부분의 사람들은 그 정도까지 운동을 할 시간도 마음도 없으며, 그럴 필요도 느끼지 못한다. 보통 사람들은 그저 건강한 생활을 유지하는 데 필요한 만큼의 운동을 규칙적으로 즐기면 된다.

건강을 유지하려면 운동을 마치 이를 닦거나 머리를 빗는 일처럼 매일 반복하는 생활의 일부로 만들어야 한다. 운동을 수많은 일들로 채워진 일상 속에서 일주일에 몇 번씩 꼭 하도록 정해져 있는 일과로 받아들여라. 그러다 보면 어느 새 자연스러운 삶의 일부로 자리잡을 것이다. 그리 긴 시간을 낼 필요도 없다. 30분씩만 해도 얼마든지 효과를 볼 수 있다. 가끔씩은 한 시간까지 늘려보아도 좋겠지만 그럴 만한 틈이 없다면 잠깐씩이라도 그저 지속적으로 하는 것이 무엇보다 중요하다.

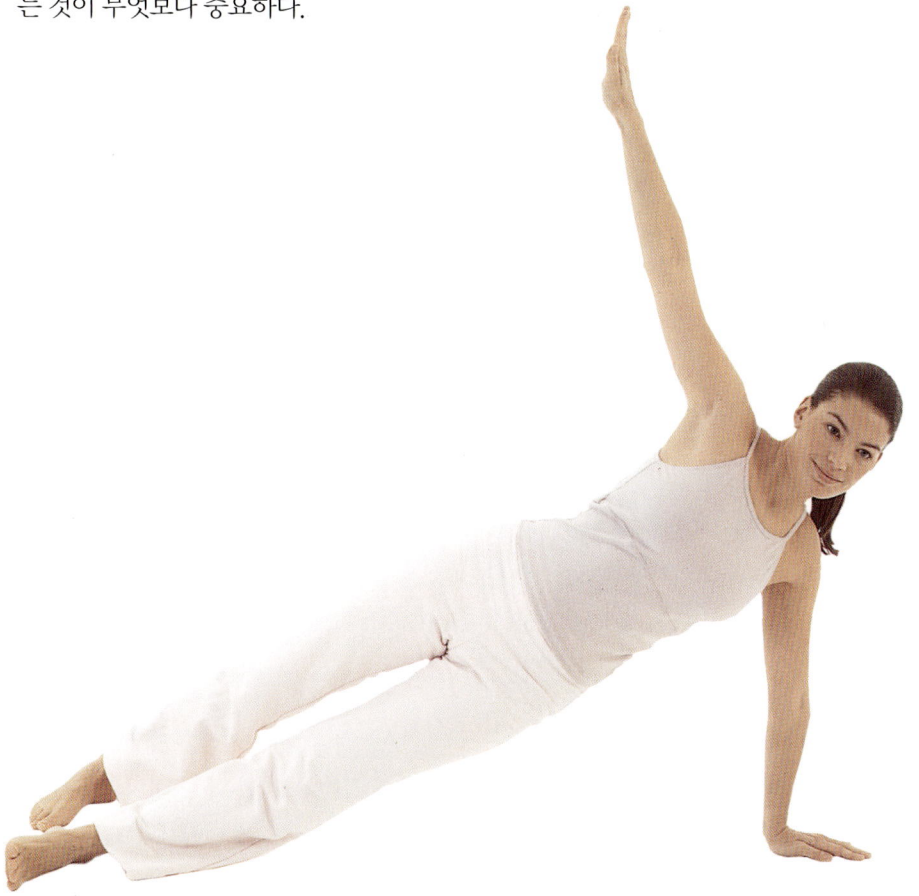

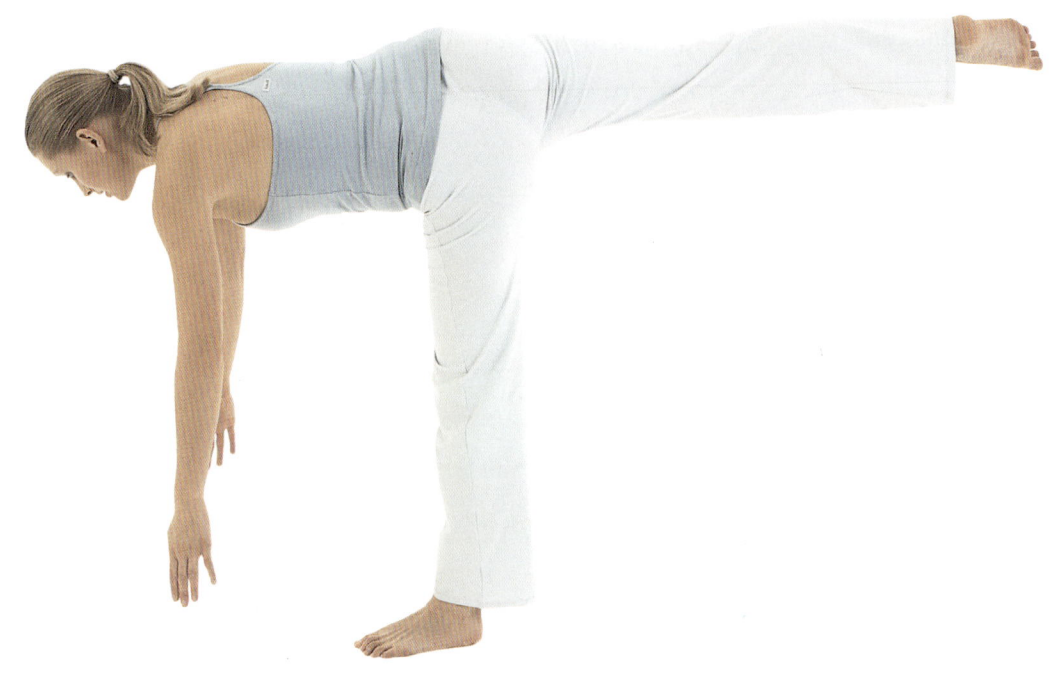

체지방을 태워라

운동은 하면 전반적인 건강 상태가 향상될 뿐 아니라 몸매도 좋아진다. 우리 주변에는 멋진 몸을 만드는 방법에 대해 잘못 이해하고 있는 사람들이 많다. 상체와 하체의 비율이라든가 기본 골격, 근육의 발달 정도 같은 체형과 건강 상태는 유전적인 영향이 크다. 이것은 바꿀 수 없다. 그러나 체지방과 근육의 양을 적절히 조절함으로써 밖으로 보이는 몸매는 상당 부분 변화시킬 수 있다(p40 참조).

근육은 뼈 위에 붙어 있고 지방은 근육 사이와 위에 자리잡고 있으며 내장 기관들 사이에도 완충 작용을 위해 지방이 자리하고 있다. 이것이 우리 몸의 전체적인 형태를 만든다. 체지방의 양은 우리가 먹는 음식의 종류와 양 그리고 칼로리 소모량에 의해 결정된다.

근육의 양과 모양은 우리가 몸을 어떻게 얼마나 쓰느냐에 따라 결정된다. 몸을 많이 쓰면 쓸수록 근육도 많이 만들어진다. 몸을 잘 쓰지 않으면 근육 역시 줄어든다. 몸매만들기는 이런 근육과 체지방의 비율을 변화시켜나가는 과정이라고 할 수 있다. 흔히 생각하는 것과는 달리 지방은 근육으로 바뀌지 않으며 근육이 지방으로 변하는 일도 없다.

 규칙적인 운동이 가져다주는 놀라운 효과

• 심장병이나 암, 고혈압, 골다공증 같은 질병의 위험을 줄여준다.
• 혈액 속의 콜레스테롤 수치를 적절하게 조절해준다.
• 운동을 하고 나면 기분이 상쾌해지고 스트레스가 줄어드는 것을 느낄 수 있다. 규칙적인 운동은 가장 좋은 스트레스 해소법이다.
• 자기 몸에 좀더 관심을 갖고 잘 돌보려고 노력하게 되면서 건강하게 먹고 마시는 습관이 생긴다. 건강에 좋은 음식은 몸이 먼저 알아볼 것이다.
• 조깅이나 줄넘기 같은 유산소 운동은 몸 구석구석에 쌓인 지방을 태워서 소모시키므로 체중 조절이 가능하다.
• 보기 좋은 몸매는 삶의 활력과 자신감을 높여준다.
• 운동을 하면 땀이 흐르고 목이 마르기 때문에 수분 보충을 위해 물을 많이 마시게 된다. 규칙적으로 물을 마시면 몸의 전반적인 기능이 원활해지고 방광도 튼튼해진다.
• 운동을 하면 기분이 좋아지고 마음이 안정되어서 우울증을 피할 수 있다.
• 움직임을 뇌로 전달하는 회로가 활발하게 자극을 받아 운동 감각이 좋아지고 몸을 쉽고 가볍게 제어할 수 있다.

몸매만들기의 기본은 근육 운동

몸매만들기 프로그램의 핵심은 체지방을 연소시켜주는 유산소 운동과 근육을 키우고 단련시키는 근육 운동, 그리고 운동 후에 근육들을 늘이고 당겨서 매끈하게 만들고 유연성을 높여주는 스트레칭 운동이다.

근육에 관한 오해

몸매를 지금보다 보기 좋게 변화시키려면 먼저 근육이 형성되는 원리를 알아야 한다. 모든 운동이나 신체 활동은 뇌가 근육을 자극하여 짧게 수축시키고, 이런 작용이 인대와 힘줄로 전해져 뼈가 몸통이나 팔다리 쪽으로 움직이는 과정을 통해 일어난다. 만약 우리가 아령을 들거나 모래주머니를 차는 등의 방법으로 근육에 강한 저항을 가한 채 움직여준다면 근육은 보다 튼튼하고 강하게 단련될 것이다. 그렇다고 근육의 크기가 많이 달라지는 것은 아니다. 따라서 근육 운동은 몸매를 보기 좋게 만들고 다듬는 일의 시작이다.

많은 여성들이 혹시 근육질의 남성적인 몸매가 되지 않을까 하는 두려움에서 근육 단련 운동을 꺼려한다. 그러나 대부분의 여성들은 바디빌딩대회에 참가할 수 있을 정도의 엄청난 훈련을 견뎌낼 필요가 없으며, 따라서 근육의 양

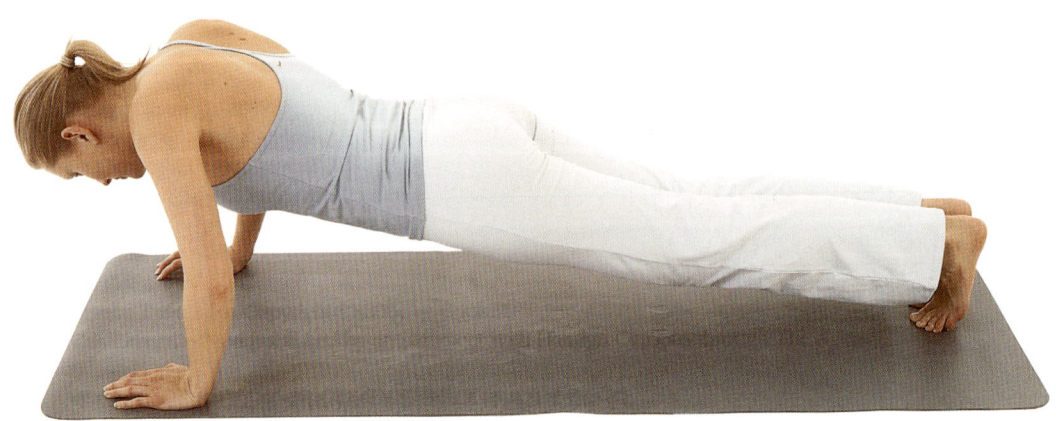

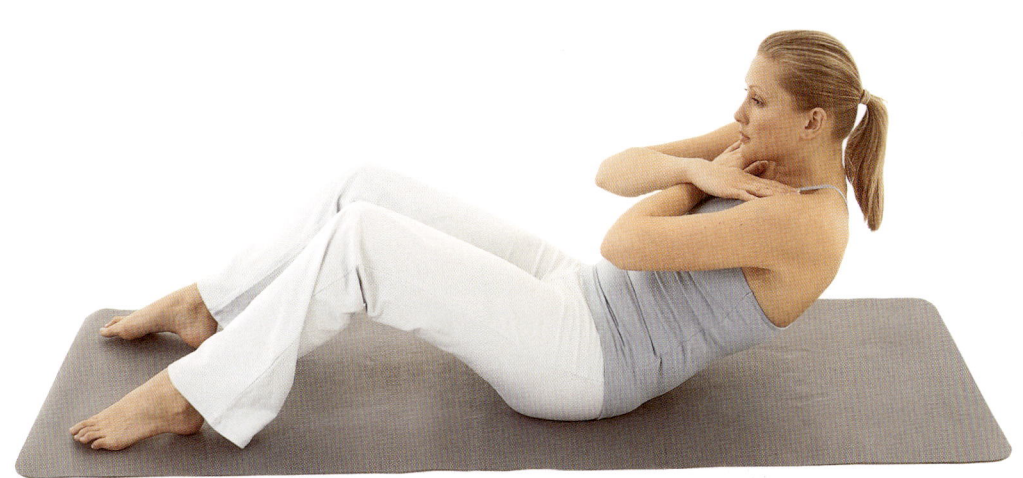

에 대단한 변화가 오지도 않는다. 단지 근육을 좀더 튼튼하게 다듬어줌으로써 체력도 향상되고 몸매도 보기 좋게 변하는 정도면 충분하다.

🤰 지금 움직이는 근육은?

운동에서든 일상생활에서든 우리 몸의 움직임이 하나의 근육에 의해서만 일어나는 일은 거의 없다. 대부분의 움직임은 여러 근육들이 힘을 모아 일으키는 합작품이다. 어떤 근육은 움직임이 일어날 수 있도록 자세를 유지시켜주는 역할(이런 근육들을 '자세근육'이라 부른다)을 하고 어떤 근육들은 몸을 직접 움직이는 역할을 한다. 물론 한 근육이 움직임의 대부분을 주도하는 경우도 있다(하나의 움직임이 일어나는 데 주도적인 역할을 하는 근육을 '주근육'이라고 부른다). 근육을 보다 강하게 단련시키기 위해 한 쌍의 근육을 서로 다른 방향으로 움직이는 방법으로 운동을 할 수도 있다.

만약 지금 하고 있는 동작이 어떤 근육을 움직이게 만드는지 잘 모르겠다면 근육은 수축을 통해 움직임을 만들어낸다는 사실을 기억하고 움직임이 일어날 때 어떤 근육이 짧아지는지를 세심하게 관찰해보자.

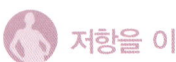 **저항을 이용한 근육만들기**

근섬유는 근육의 가장 불룩한 부분이 수축하는 작용을 통해 만들어진다. 당기거나 누르는 힘이 있는 상태에서 그와 반대되는 방향으로 근육을 움직이면, 즉 저항이 가해진 상태에서 근육을 수축하는 운동을 하면 운동의 양과 강도가 평소보다 높아진다.

이렇게 운동을 하고 나면 근육은 앞으로 요구될지 모르는 더 강한 힘을 발휘하기 위해 새로운 근섬유를 만들어 스스로를 강화시킨다. 이 책의 운동 프로그램은 바로 이런 원리를 이용한다. 앞으로 우리는 근육에 약간의 무리를 가하는 운동을 하여 근육을 더 튼튼하고 단단하게 만들 것이다. 여기에 덧붙여 만들어놓은 근육을 길게 늘이는 운동 역시 몸매다듬기의 또 다른 핵심 요소가 될 것이다(p28 참조).

근육에 저항을 가하는 방법은 수도 없이 많다(p24 참조). '팔굽혀펴기'처럼 자기 체중을 이용하여 저항을 만들어낼 수도 있다(p121 참조). 팔로 바닥을 짚고 엎드린 상태에서 팔을 굽혀 몸을 낮추면 팔 근육에 체중이라는 저항이 고스란히 가해지게 된다. 팔 근육이 이 저항을 떠받치지 못하면 몸은 그대로 바닥에 쓰러지게 될 것이다.

자기 체중을 이길 만큼 근육이 강하지 못한 사람들은 누구나 처음에 이런 과정을 겪게 된다. 한 주에 서너 번 운동을 할 경우, 근육이 힘을 얻고 그 결과 보기 좋게 다듬어지기까지는 대략 6주 정도의 시간이 필요하다.

근육의 움직임에 강한 저항을 가하는 또 다른 방법으로 아령과 같은 웨이트 트레이닝 도구를 사용할 수 있다(p24 참조). 어떤 방법을 택하든 저항이 강하면 강할수록 근육이 강해지는 속도도 더 빨라질 것이다.

천천히 만들자

기구를 이용하든 자기 체중을 이용하든 운동을 할 때는 천천히 근육을 만들어나가는 것이 좋다. 근육이 뭉쳤을 때 풀어주는 과정이 필요하듯 근육은 한 번 강한 자극을 받고 나면 하루 이틀 정도 쉬면서 회복할 시간이 필요하다. 짧은 시간 안에 너무 강한 자극을 가하면 근육이 뻣뻣해지며 통증이 생기기 쉽다. 이런 근육통의 정확한 발생 원인은 아직 알려지지 않고 있다. 하지만 전문가들은 평소와는 다른 심한 압박이 근육 속의 미세한 조직을 손상시키고 그 조직들이 회복되면서 뻣뻣한 느낌의 근육통을 유발한다고 믿고 있다. 대부분의 경우에 이런 증상은 2, 3일 내에 사라진다.

 근육 단련 운동으로 달라지는 몸

- 근육은 물론 심장과 폐가 강해지고 전반적인 건강 상태도 좋아진다.
- 에너지가 넘친다.
- 자세와 몸매가 좋아진다.
- 근육의 노화와 부상을 막을 수 있다.
- 근육이 커지면 칼로리를 많이 소모하므로 체중 조절이 용이하다.
- 유연성이 향상된 결과, 자세와 균형 감각이 좋아진다.
- 단단한 근육과 튼튼한 뼈는 불가분의 관계이다. 뼈가 튼튼해지면 30대 중반부터 서서히 진행되는 골밀도 감소를 늦출 수 있다.

우리 몸의 근육

이 그림은 우리 몸 어디에 어떤 근육들이 자리잡고
있는지를 보여준다. 자신이 움직이는 근육의 위치와
모양을 머리 속에 그려보면
운동을 하는 데 많은 도움이 될 것이다.

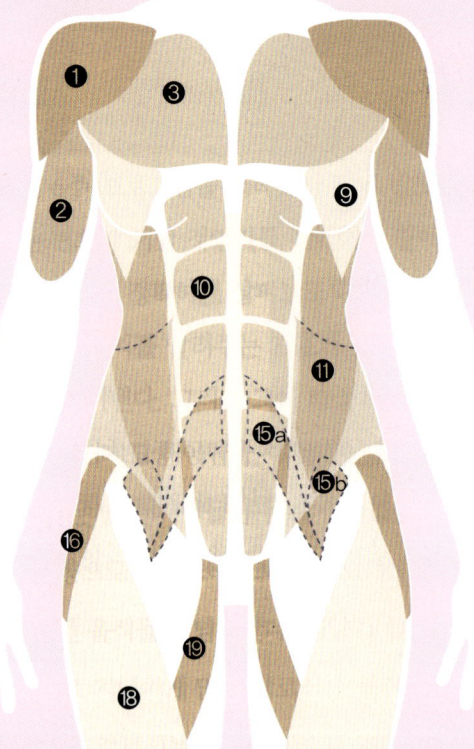

근육 이름

1. 삼각근(어깨)

2. 이두근(위팔 앞쪽)

3. 흉근(가슴 근육)

4. 삼두근(위팔 뒤쪽)

5. 능형근(견갑골 사이에 위치한 근육)

6. 승모근(등 위쪽 근육)

7. 후면 삼각근(어깨 뒤쪽)

8. 극하근(어깨 아래쪽 근육)

9. 전거근(흉곽 위쪽 근육)

10. 복직근(복부 앞쪽 즉 윗배와 아랫배의 근육)

11. 복부 근육들

    외복사근(복부 옆 근육:몸통의 양옆, 가슴
    과 골반 사이에 위치한다)

    내복사근(복부 옆 근육:외복사근 아래에 위치
    하며 아래쪽 4개의 갈비뼈와 골반을 연결한다)

    배가로근(복부 안쪽 근육:복직근 아래에
    위치한다)

12. 골반저근(그림에 나타나지 않음:이 근육들
    은 다리 사이에 위치하며, 골반의 기본 형태
    를 형성하고 내부 기관들을 지지하는 역할
    을 한다)

13. 중둔근(엉덩이 근육)

14. 대둔근(엉덩이 근육)

15a. 대요근(대퇴의 움직임에 관여하는 근육)

15b. 장골근(대퇴의 움직임에 관여하는 근육)

16. 대퇴근막장근(허벅지 바깥쪽 근육)

17a. 비복근(종아리 근육)

17b. 가자미근(종아리 근육)

18. 대퇴사두근(허벅지 앞 근육)

19. 장내전근(허벅지 안쪽 근육)

20. 대퇴이두근, 반건양근, 반막양근(슬와근
    또는 햄스트링)

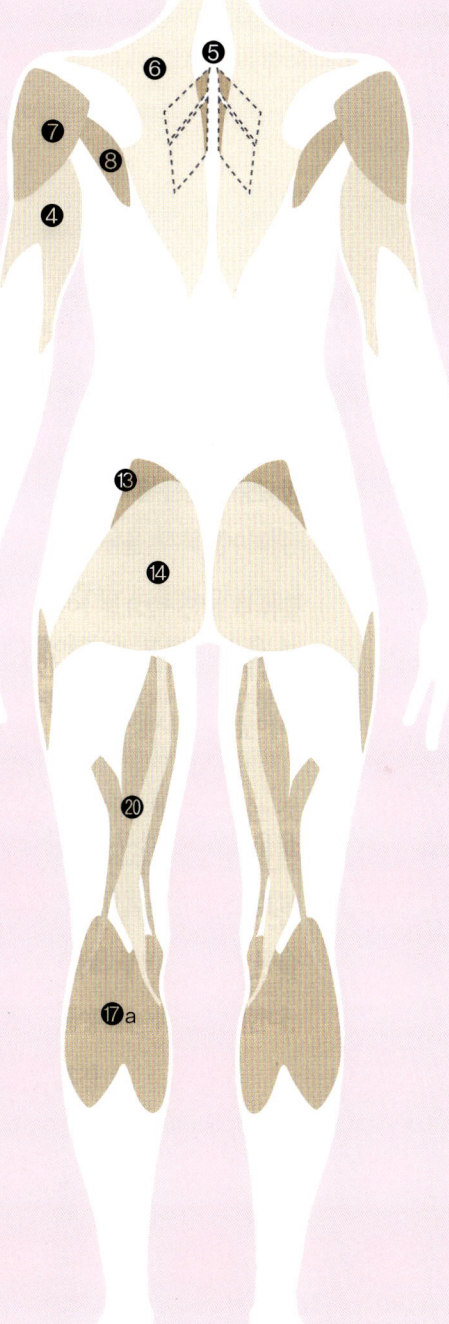

근육을 만드는 몇 가지 방법

앞에서 우리는 근육을 효과적으로 만들려면 일정한 저항을 가한 상태에서 운동을 해야 한다는 사실을 살펴보았다. 이런 운동은 반드시 스트레칭(p28 참조)과 병행하여야 한다. 저항을 이용하여 근육을 단련시키는 데는 몇 가지 방법들이 있는데 이 책의 6주 프로그램들은 주로 '자기 체중을 이용한 운동'과 '기구를 이용한 운동' 방법을 쓰고 있다. 이 두 방법은 신체의 특정 부위를 집중적으로 운동시켜 그 부분의 근육을 발달시키고 보기 좋게 만드는 효과가 있다.

 ### 자기 체중을 이용한 운동

근육을 만들기 위해 자기 체중을 이용하여 운동하는 것이야말로 진정한 의미의 보디빌딩이라고 할 수 있다.

프레스-업 운동(press-ups) | 팔굽혀펴기가 가장 대표적이다(p121 참조).

싯-업 운동(sit-ups) | 윗몸일으키기가 대표적인 예. 바닥에 누운 상태에서 머리와 어깨를 들어올리면 상체 무게의 압력을 받으며 복부가 강하게 수축하여 근육이 만들어진다.

스위스 볼(Swiss ball) 운동 | 스위스 볼은 각종 피트니스 프로그램에서 많이 사용되는 크게 부풀린 공을 말한다. 이것을 이용하면 혼자서는 하기 힘든 어려운 동작들까지 과감하게 시도해볼 수 있다.

 ### 기구를 이용한 운동

근육을 단련시키는 또 다른 방법은 기구를 이용하는 것이다. 어느 정도의 무게를 가진 기구를 들어올리면 자연스럽게 움직일 때와는 다른 압력이 근육에 실리면서 보다 강한 운동 효과를 볼 수 있

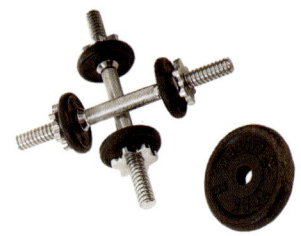

다. 들거나 미는 기구가 무거우면 무거울수록 움직이는 근육은 물론이고 움직임이 일어나는 동안 몸을 지탱하는 다른 근육들까지도 더 강해진다.

아령이나 역기 같은 기구를 이용한 운동이 좋은 이유는 중량을 원하는 대로 조절해 운동 효과가 나타나는 기간을 조정할 수 있기 때문이다. 그 외의 다른 웨이트 트레이닝 기구들도 특정 근육을 집중적으로 형성하는 데 도움이 된다.

심장과 폐를 강화시키는 운동

모든 운동은 근육을 단련시킨다. 뛰고, 구르고, 던지고, 받는 모든 움직임은 자연스럽게 근육을 만들고 다듬는다. 물론 움직임이 활발하고 강할수록 근육이 수축하는 강도 역시 높아진다.

일반적인 의미의 근육 운동은 아니지만 유산소 운동 역시 근육을 만들고 다듬는 효과가 있다. 유산소 운동은 몸을 계속 움직임으로써 산소를 이용하여 지방을 에너지로 태워 없앤다. 이런 운동법은 심장과 폐의 근육을 단련시키는 데 탁월한 효과를 갖고 있기 때문에 심혈관 운동이라고 부르기도 한다. 어느 정도의 시간 이상을(보통 적어도 10분) 힘차게 줄넘기를 하거나, 걷거나, 달리면, 심장이 보다 빠르고 강하게 뛰는 과정에서 심근이 단련된다. 이런 운동을 규칙적으로 해주면 다른 근육들과 마찬가지로 심장 근육 역시 강해지고 커진다. 폐 역시 이런 운동을 통해 온몸의 기관과 근육으로 더 빨리 더 많은 산소를 보내는 훈련을 하면서 강해지게 된다.

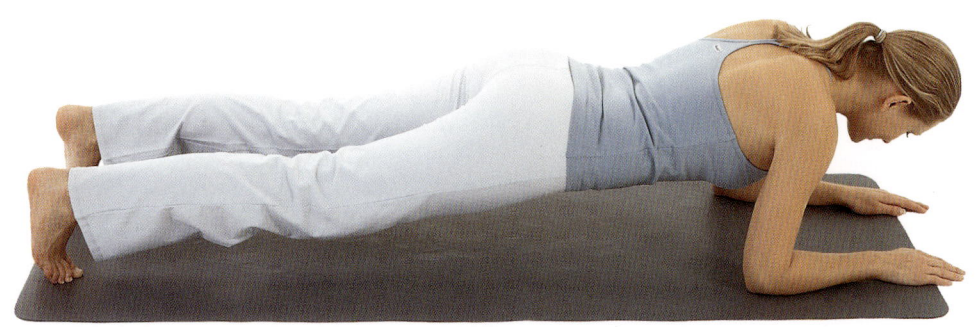

••• 자세근육 단련하기

자세근육은 다른 어떤 근육보다 단련이 더 필요한 근육이다. 자세근육을 정확히 정의하기는 힘드나 골격을 따라 위치하며 큰 근육의 움직임을 도와주는 소근육들이라고 생각하면 된다.

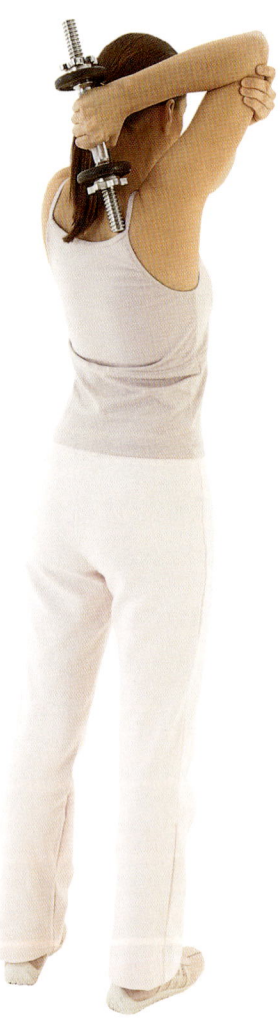

1 운동을 하면서 몸의 움직임을 관찰해보면 대부분의 움직임을 주관하는 주근육을 하나씩 발견하게 된다. 삼두근 운동을 할 때는 삼두근이 주근육이 된다. 그러나 동작이 일어나기 위해서는 그 외의 여러 근육들이 같이 움직여주어야 한다. 삼두근 운동의 경우, 팔을 떠받쳐주는 근육들, 몸통을 꼿꼿하게 세워주는 근육들, 다리와 발의 균형을 유지시켜주는 근육들이 함께 움직인다.

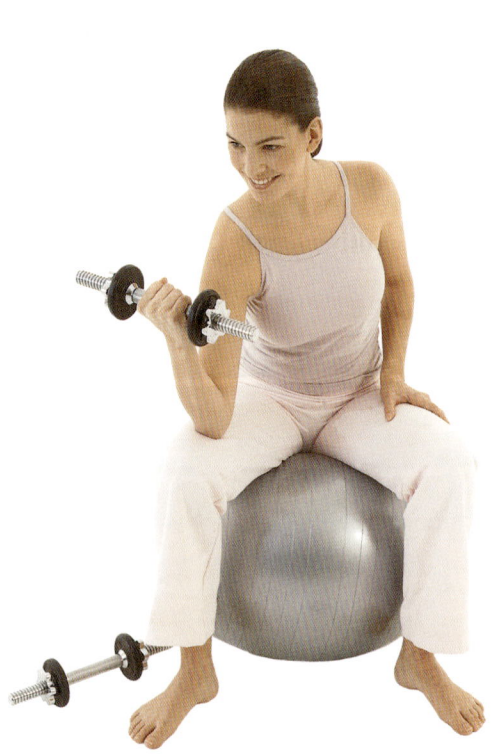

2 몸의 균형이 요구되는 모든 동작을 할 때마다 자세 근육들은 계속 움직이며 단련되는 셈이다. 예를 들어 스위스 볼 위에 앉아서 상체운동을 한다고 생각해보자. 공 위에 앉아 균형을 유지하며 자세를 취하려면 몸통과 엉덩이에 위치한 자세 근육들을 이용하게 되고 따라서 이 근육들은 점점 강해지게 된다.

이런 종류의 운동을 규칙적으로 해주면 일상 생활에서 훨씬 가볍고 민첩하게 몸을 움직이고 제어할 수 있다.

본격적인 운동 프로그램에 들어가기 전에 자기 몸의 전반적인 자세와 균형감 등을 확인해보자(p42 참조). 그래야 자신이 어떤 문제를 가지고 있으며 어떤 부분을 집중적으로 개선시켜야 할지를 미리 알 수 있다.

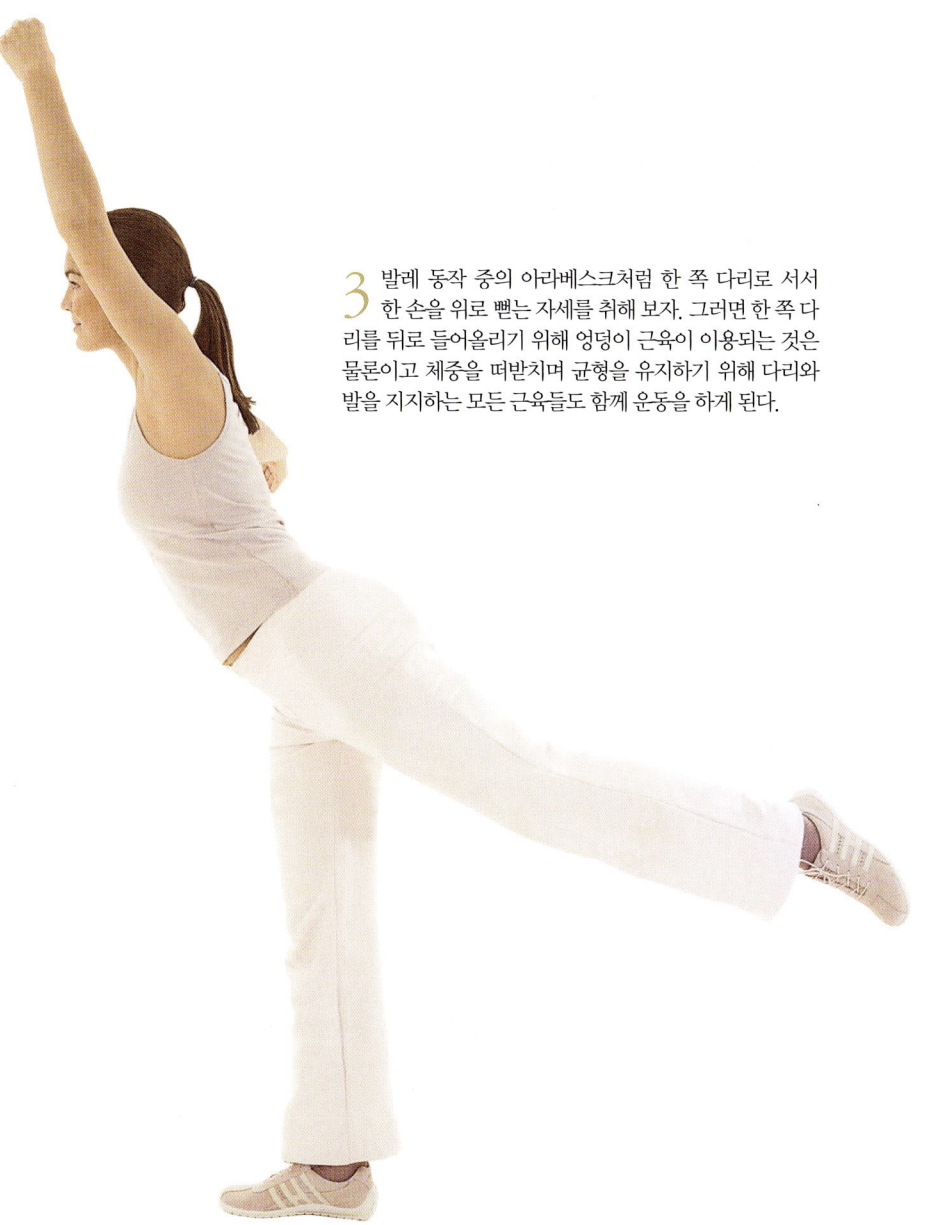

3 발레 동작 중의 아라베스크처럼 한 쪽 다리로 서서 한 손을 위로 뻗는 자세를 취해 보자. 그러면 한 쪽 다리를 뒤로 들어올리기 위해 엉덩이 근육이 이용되는 것은 물론이고 체중을 떠받치며 균형을 유지하기 위해 다리와 발을 지지하는 모든 근육들도 함께 운동을 하게 된다.

스트레칭의 중요성

근육 운동의 반대 개념이 스트레칭이다. 근육 운동은 근육을 수축시키는 반면, 스트레칭은 근육을 늘이고 이완시킨다. 몸매 다듬기에서 스트레칭은 근육 운동 만큼이나 중요한 역할을 한다. 우리가 근육을 당겼다 풀기를 반복하며 동작을 만들어내면 우리 몸의 근섬유는 짧아진다. 상당한 저항을 이겨내며 이런 동작들을 규칙적으로 반복하면 근육 역시 상당한 압력을 받으며 수축하게 된다. 따라서 운동을 마친 후에는 반드시 스트레칭으로 몸을 늘여서 균형을 맞추어주어야 한다.

 ### 스트레칭이 중요한 이유

간단히 말해 스트레칭은 근육을 몇 초 동안 늘여서 원래의 상태로 돌아가도록 만들어주는 운동이다. 비록 스트레칭이 근육의 크기나 힘에 영향을 미치지는 않지만 모양에는 상당한 영향을 미칠 수 있다. 몸매다듬기에서 근육 운동 만큼이나 스트레칭이 중요한 이유가 바로 여기에 있다.

근육을 만들고 강화시킨 다음에는 그 근육을 최대한 길고 유연하게 늘여줄 필요가 있다. 근육 단련 뒤에 바로 하는 근육 스트레칭은 근섬유가 길게 자리를 잡을 수 있도록 하는 가장 효율적인 방법이다. 이렇게 하면 유연성과 균형감이 좋아질 뿐 아니라 전반적인 몸의 형태도 매끈하고 늘씬해진다.

만약 근육 운동만 열심히 하고 스트레칭을 해주지 않으면 지나치게 수축된 근육이 찢어지거나 끊어지는 등의 부상을 당할 위험이 높아진다. 이런 이유로 과도한 훈련으로 근육의 양만 부풀려놓은 바디빌더들에게는 유연성과 민첩성이 결여되어 있는 경우가 종종 있다.

 ### 스트레칭은 부상을 예방한다

건강하고 즐겁게 살고 싶다면 운동을 정기적으로 해야 함은 물론이고 다양하게 하는 데도 신경을 써야 한다. 일부 스포츠나 활동이 가진 문제는 특정한 근육을 너무 뭉치게 만든다는 것이다. 예를 들어 유산소 운동은 건강을 지키는 데는 필수적인 요소지만 다리 근육에 무리한 힘을 가한다는 문제가 있다. 이런 운동을 계속 반복하다 보면 다리 근육, 특히 다리 뒤쪽 근육들이 심각할 정도로 뭉치게 된다. 조깅이나 축구, 테니스 또는 스쿼시 등을 즐기는 사람들을 보면 허벅지나 종아리에 딴딴하게 뭉친 근육이 튀어나와 있는 경우가 많다. 이런 경우 심하게 뭉친 종아리 근육이 발목 뒤의 아킬레스건을 잡아당기면서 아킬레스건에 문제가 생길 수도 있다. 또한 단단한 허벅지 근육이 등에 무리를 주기도 한다.

따라서 규칙적인 스트레칭은 단지 매끄러운 몸매만을 위해서가 아니라 부상 예방을 위해서도 몸매만들기 프로그램에서 중요한 영역으로 다루어져야 한다. 모든 근육 운동 후에 스트레칭을 잊지 않는다면 안전하게 아름다운 몸매를 만들 수 있을 것이다.

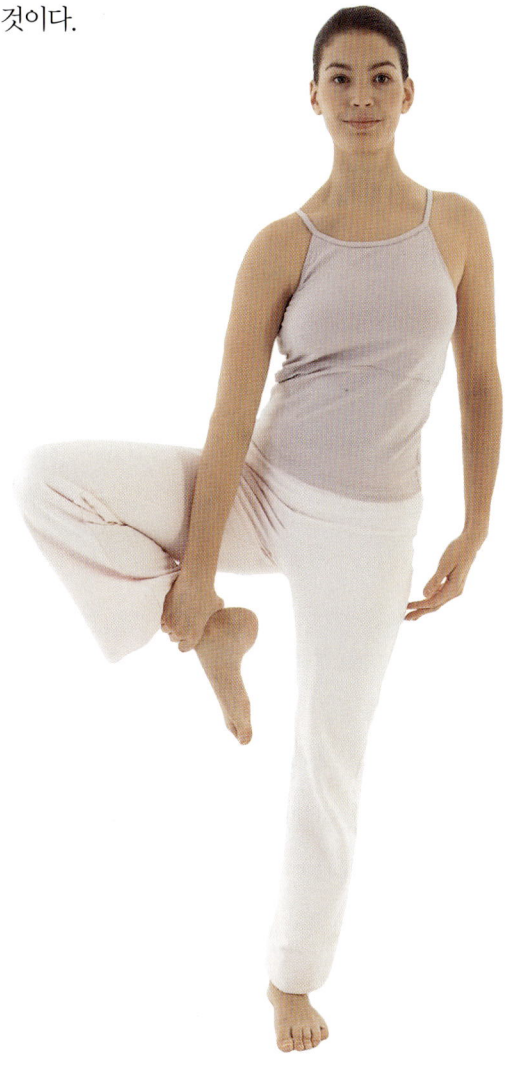

스트레칭의 종류

스트레칭을 하기 전에는 먼저 체온을 높여 몸을 부드럽게 만들어놓아야 한다. 스트레칭은 크게 하나의 근육을 적극적으로 움직여주면서 다른 근육들이 자연스럽게 늘어나게 만드는 동적인 스트레칭, 특정 자세를 취해 체중을 실어 근육을 부드럽게 늘이는 정적인 스트레칭, 신체의 유연성을 높여주는 발달 스트레칭으로 나누어볼 수 있다.

스트레칭의 종류는 기본적으로 '동적인 스트레칭' '정적인 스트레칭' '발달 스트레칭'으로 나눌 수 있다. 3가지 모두 몸매를 다듬는 데 큰 도움이 되는 중요한 운동들이다.

이 책에 나오는 6주 프로그램 속에 포함된 스트레칭 동작들은 대부분 이 세 종류를 벗어나지 않는다.

오랫동안 수많은 피트니스 프로그램들은 스트레칭을 준비 운동으로 활용하여 왔다. 그러나 근육들이 안전하게 스트레칭되기 위해서는 먼저 따뜻하고 부드러운 상태가 되어야 한다는 점을 반드시 기억하자.

준비 운동으로서의 스트레칭은 스트레칭이 하는 역할 중 극히 일부분일 뿐이며 이런 경우에는 동적인 스트레칭이 가장 적합하다고 볼 수 있다.

🔴 스트레칭을 위한 준비 운동

어떤 종류의 스트레칭을 하든 반드시 기억해야 할 중요한 사실이 있다. 스트레칭을 시작하기 전에 먼저 체온을 높여 몸을 부드럽게 만들어놓아야 한다는 것! 체온을 적당하게 올려놓으면 관절의 활액이 따뜻해지면서 움직임이 보다 유연해진다. 이 상태에서 계속 움직이면 혈액의 흐름도 좋아지고 근육도 따뜻해져서 보다 자유로운 활동이 가능해진다. 따라서 더 정확하고 적극적으로 동작을 취할 수 있다. 스트레칭 전에 할 수 있는 워밍업 운동 방법에는 여러 가지가 있다.

- 약간 땀이 날 때까지 팔과 다리를 움직여준다.

- 가볍게 뛰거나 걷는다.

- 15분 정도 좋아하는 음악에 맞춰 춤을 춘다.

- 몸이 충분히 더워지도록 20분 정도 가벼운 운동을 한다.

- 15분간 사우나에 앉아 있는다.

동적인 스트레칭

　적극적으로 하나의 근육군을 움직여주면서 다른 근육군들이 자연스럽게 늘어나도록 만드는 것이 동적인 스트레칭이다. 다리 높이 차올리기가 좋은 예이다. 이 동작을 하게 되면 다리를 뻗어 들어올리기 위해 대퇴근이 수축함과 동시에 허벅지 뒤쪽의 슬와근(햄스트링)이 약간 늘어나게 된다.

　이런 식의 스트레칭은 순간적이어서 효과가 오랜 시간 지속되지 않는다. 적극적인 스트레칭은 부드러운 힘으로 근육을 이완시켜 몸이 잘 움직일 수 있도록 해준다. 또한 체온을 올려 몸을 부드럽게 만들어주고, 곧이어 하게 될 강도 높은 운동에 대비하여 몇 가지 동작들을 예행 연습하는 효과도 갖는다. 이렇게 미리 동작을 연습하며 체온을 올려두면 부상을 당할 위험이 현저히 줄어든다.

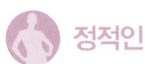 정적인 스트레칭

정적인 스트레칭이란 특정한 자세를 취함으로써 체중을 실어 근육을 부드럽게 늘이는 것이다. 정적인 스트레칭은 반드시 체온을 높여 몸을 따뜻하게 만든 상태에서 실시해야 한다.

여러 운동 관련 비디오들을 보면 대부분 체온을 상승시키는 워밍업 운동 뒤에 곧바로 스트레칭을 시작한다. 그러나 이것이 얼마나 효과가 있는지는 논란의 여지가 있다. 만약 워밍업으로 발차기나 옆으로 구부리기, 런지 자세 등을 실시했다면 앞으로 남은 운동을 무리 없이 해낼 수 있을 만큼 충분한 스트레칭이 되었다고 보아도 좋을 것이다.

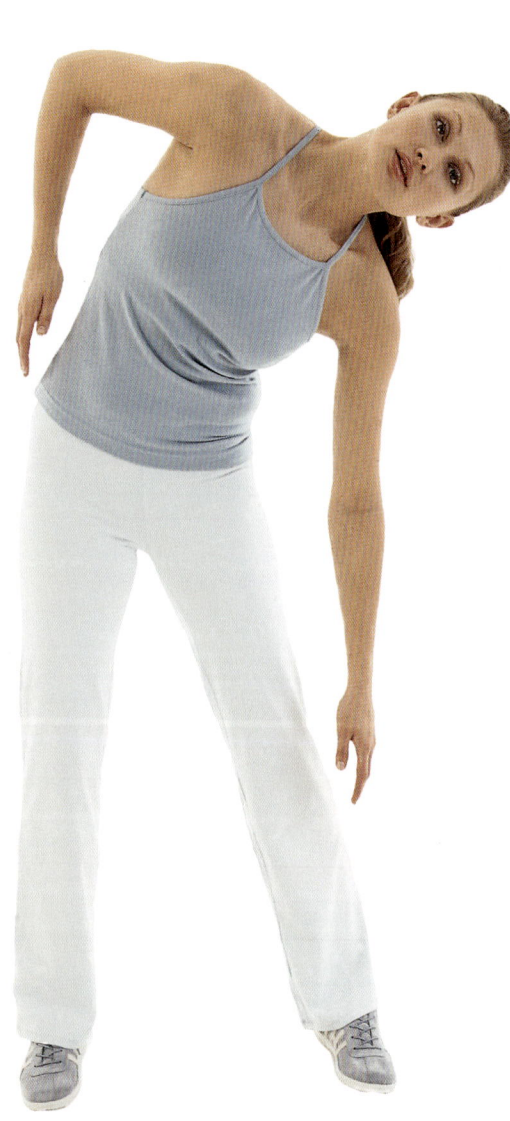

하지만 이 시점에서 느리고 정적인 스트레칭을 하기 위해 활발한 움직임을 멈춘다면 체온은 다시 내려가고 전반적인 신체의 활력도 줄어들 것이다. 정적인 스트레칭은 운동이 모두 끝난 후에 하거나 운동 중간이라도 자세의 균형점을 완전히 바꾸어야 할 때 간단하게 실시하는 것이 좋다.

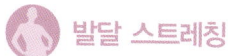 **발달 스트레칭**

발달 스트레칭은 자기의 한계라고 생각되는 지점까지 스트레칭을 한 다음, 거기서 약간 더 깊고 적극적인 자세를 취해보는 것이다(p145 참조). 이런 동작들은 신체의 유연성을 높여준다. 또한 일반적인 스트레칭 효과의 한계를 넘어서는 가장 좋은 방법이다.

 몸매다듬기의 핵심 비법

몸매다듬기의 핵심 비법은 근육 운동과 스트레칭을 약간의 유산소 운동과 적절히 결합함으로써 근육과 체지방의 비율을 변화시키는 것이다.

• 적절한 저항을 받으며 근육을 움직여주면 더 많은 근섬유가 생성된다.
• 근섬유가 많이 생길수록 근육이 더 강해지고 몸매도 단단하게 다듬어진다.
• 근육 덩어리가 커진다는 것은 칼로리를 소모하는 근섬유가 많아진다는 뜻이다. 따라서 음식을 통해 만들어진 칼로리를 근육이 모두 소비하여 지방으로 축적되지 않게 해준다.
• 스트레칭은 근육 운동을 통해 만들어진 근육을 길고 매끈하게 늘여준다.
• 또한 스트레칭은 유연성과 민첩성을 높여주어 부상을 예방해준다.

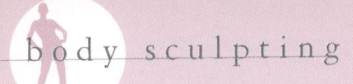

긴장 완화를 위한 스트레칭

특정한 스트레칭 자세는 몸을 쉬게 해주고 긴장을 풀어주며 마음까지 편안하게 가라앉혀준다.

설마 그럴까 싶은 사람도 있겠지만 뻣뻣하게 굳고 피로한 근육을 부드럽게 스트레칭해주면 실제로 몸과 마음의 긴장까지도 서서히 풀어진다. 스트레칭 역시 몸을 움직여 에너지를 소비하는 일이기는 하나, 특정한 스트레칭 자세는 몸을 쉬게 해주고 긴장을 풀어주며 마음까지 편안하게 가라앉혀준다.

이런 긴장완화 스트레칭은 유연성을 발전시키는 데 큰 도움이 되지는 못하지만 몸을 편안하게 만들어준다는 점에서 매우 유용하다. 옆에 있는 가벼운 스트레칭 동작이 바로 그런 예이다.

이 자세를 취하고 있을 때는 몸이 조금씩 자세에 적응되어간다는 느낌을 가져야 한다. 우선 머리의 무게가 바닥을 깊게 누르면서 목 근육이 이완된다는 느낌이 들 것이다. 또 팔꿈치가 바닥에 편안하게 놓이면서 어깨의 긴장이 풀어지는 느낌이 생길 것이다. 엉덩이가 발뒤꿈치 쪽으로 가라앉는 느낌과 함께 허리도 편안해져 올 것이다.

이런 모든 느낌은 실질적인 움직임에서 오는 것이 아니라 충분한 시간을 두고 자세를 유지함으로써 몸이 저절로 적응을 해나가는 과정에서 생기는 것이다.

아기 자세
바닥에 무릎을 꿇고 엉덩이를 발뒤꿈치 위에 올려놓고 앉는다. 상체를 앞으로 숙여 이마를 바닥에 댄다. 양팔을 앞으로 길게 뻗어 바닥에 내려놓는다. 평상시와 같이 편안하게 호흡하면서 몸을 바닥 쪽으로 깊게 내린다.

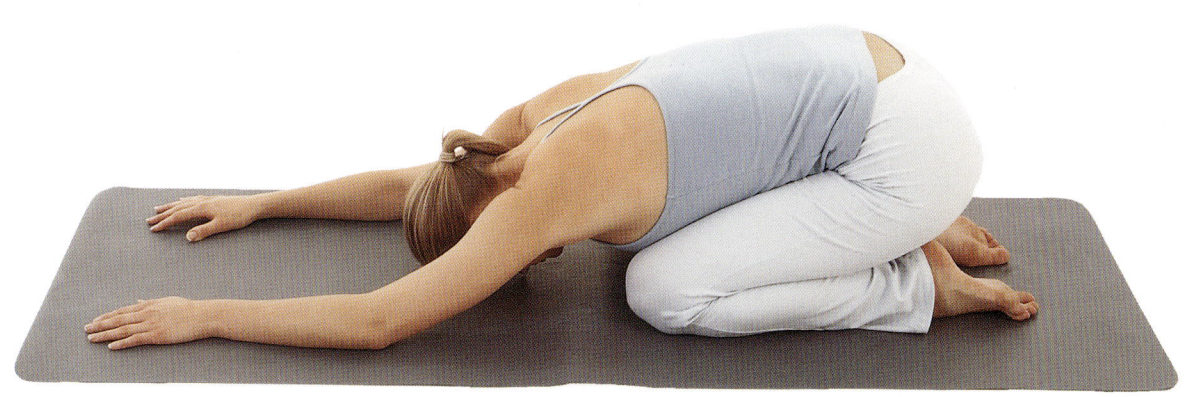

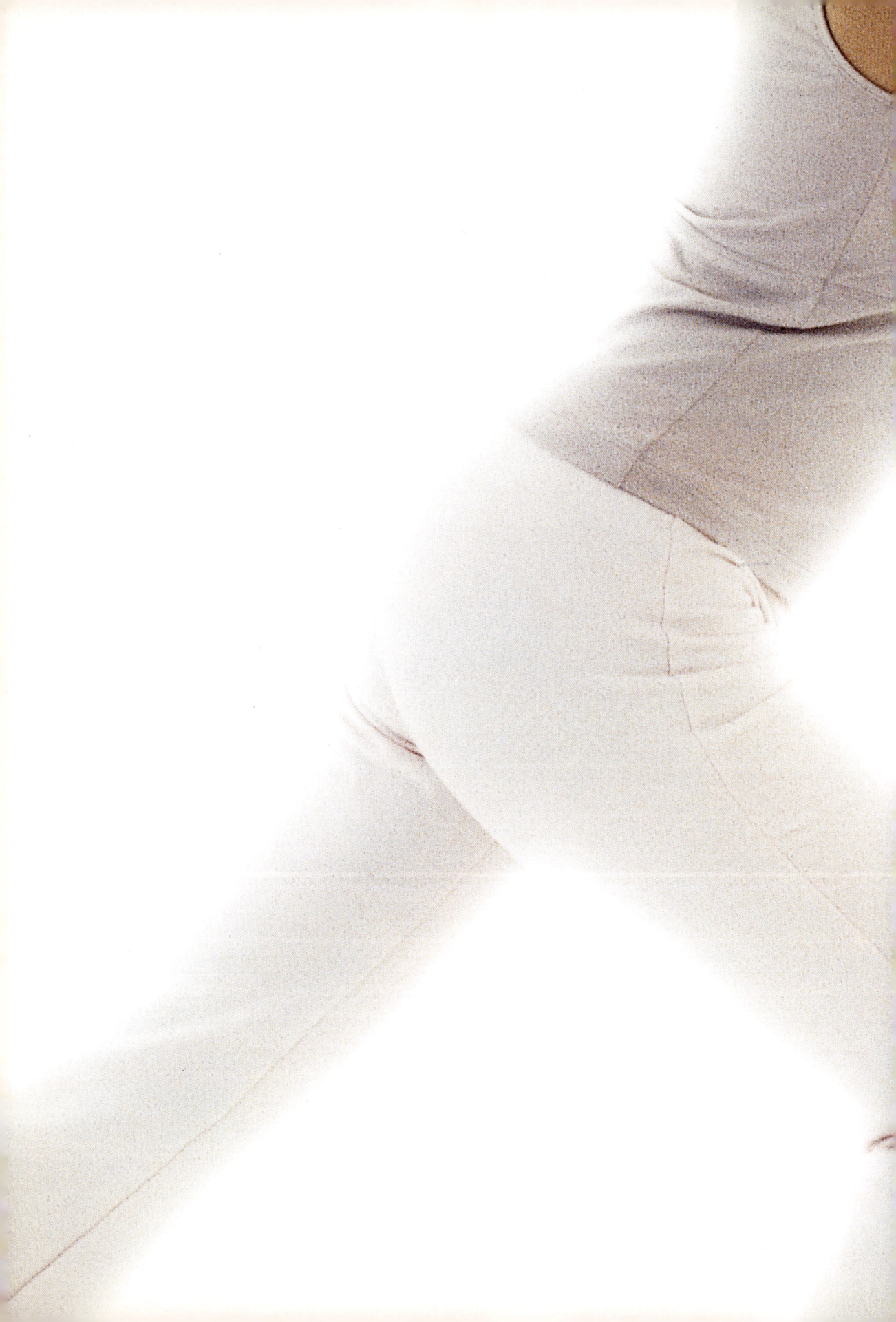

내 몸에 맞는 운동 프로그램

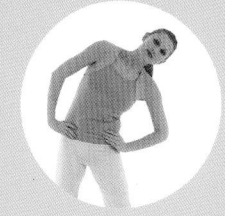

assessing your shape

몸은 우리의 행동을 정확히 반영하는 거울이다.

6주 프로그램을 시작하기 전에 내가 어떤 몸을 가지고 있는지를

정확히 파악해서 그에 맞는 운동을 해주어야 한다.

체형, 자세, 건강 상태, 체지방의 정도를 체크하는 방법과 개인별 대책을 알아보자.

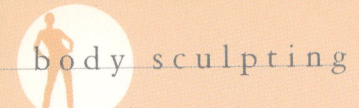

내 몸을 바로 알자

우리의 근육 조직과 신체적 특징, 심지어 좋아하는 운동의 형태까지도 어쩌면 이미 우리 유전자 속에 들어 있을지도 모른다. 6주 프로그램을 시작하기 전에 내 몸의 상태를 확실히 파악하자.

앞으로 소개될 몸매만들기 6주 프로그램을 시작하기 전에 반드시 해야 할 일이 있다. 내가 정말 원하는 변화가 어떤 것인지를 찾아내는 일이다. 지금부터 내가 어떤 몸을 가지고 있는지를 정확하게 살펴보도록 하자. 이것은 프로그램을 어디서 어떻게 시작해야 할지를 알려주는 지표가 될 것이다. 먼저 변화시키고 싶은 부위를 정확히 짚어낸다. 그리고 그에 따라 4가지 종류의 6주 프로그램들 중에서 하나를 선택하여 집중 공략을 시작하자.

다음에 나오는 과정들을 차근차근 따라가다 보면 본격적인 6주 운동을 어떻게 진행해야 할지를 분명하게 알 수 있을 것이다.

● **나는 어떤 체형인가**
● **자세를 체크하자**
● **건강 상태를 점검하자**
● **체지방을 줄여라**

 나의 체형은?

체형을 정의하는 방법은 여러 가지다. 어쩌면 많은 사람들의 머리 속에는 이미 자기 몸이 어떤 형태라는 생각이 들어 있을지도 모르겠다. 어떤 사람들은 '나는 아이스크림만 쳐다봐도 살이 찌는 체질이야' 라고 생각한다. 그런가 하면 '나는 조금만 움직여도 근육이 생기는 체질이라서 아령을 들면 안 돼' 라고 생각한다. 이렇듯 몸에 대한 생각에는 자기도 모르는 사이에 자기 체형이 가진 특징이 반영되어 있다(p40 참조).

우리의 근육 조직과 신체적 특징, 심지어 좋아하는 운동의 형태까지도 어쩌면 이미 우리 유전자 속에 들어 있을지 모른다. 그리고 후천적으로는 우리의 성격이 그것에 영향을 미칠 것이다. 따라서 운동을 계획하고 있다면 먼저 이런 요소들에 대해 곰곰이 생각해볼 필요가 있다. 결국 이런 내재적 성향이 어떤 운동을 즐겁게 지속할 수 있을지를 알려줄 것이기 때문이다.

🔸 내가 좋아하는 운동은?

대부분의 사람들은 자기가 잘 하고 상대적으로 쉽다고 생각되는 운동을 좋아한다. 어떤 운동이 몹시 힘들고 어렵다면 당연히 피하고 싶은 마음이 들 것이다. 그리고 사람마다 갖는 고통의 느낌도 다 다르다. 숨이 턱까지 차오르는 장거리 달리기를 잘 견디고 심지어 즐기기까지 하는 사람이 있는가 하면, 끔찍하게만 여기는 사람도 있다. 그런가 하면 웨이트 트레이닝을 무척 좋아하는 사람들도 있다. 이들은 근육이 늘려지고 당겨지는 타는 듯한 느낌과 마지막에 가까스로 반복하는 동작이 주는 터질 듯한 통증을 좋아한다. 또한 근육을 늘일 때 오는 느낌을 느긋하고 편안하게 받아들이는 사람도 있는가 하면 고통스럽다고 생각하는 이들도 있다.

따라서 내가 좋아하는 운동은 내 몸이 어떤 타입이며 어떻게 움직이는 것을 선호하는지를 알려준다. 지구력을 요하는 운동을 즐기는 사람들은 밖으로 많이 드러나지 않는 길고 가는 근육을 가지고 있을 확률이 높다. 무거운 것을 드는 형태의 운동을 즐기는 사람들은 근육의 모양이 선명하게 자리를 잡고 있을 것이다. 이렇게 우리 몸은 우리의 행동을 정확하게 반영하는 거울이다.

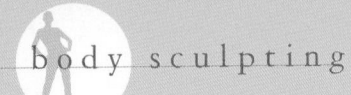

나는 어떤 체형인가

1940년대에 활동했던 윌리엄 H. 쉘던 박사는 처음으로 '신체 타입'이라는 개념을 소개했다. 사람의 몸을 외배엽형, 중배엽형, 내배엽형의 3가지 체형으로 나누었다. 다음의 설명들을 잘 읽으면서 내 몸은 어디에 속하는지 생각해보자. 이렇게 먼저 자기 체형을 파악한 후에 자세에 대해 살펴보도록 하자(p42 참조).

외배엽형

다른 사람들보다 몸이 마르고 약하며, 근육 또한 가늘고 섬세하다. 이 체형의 사람들은 키가 큰 편이며 어깨가 구부정한 경향이 있다.

⋯ 여기에 속하는 사람들은 대체로 근육 형성이 더딘 편이다.

특징 | 외배엽형에 속하는 사람은 운동을 해도 근육이 잘 만들어지지 않는다는 생각에, 운동으로 몸매를 다듬는 일에 회의적인 편이다.

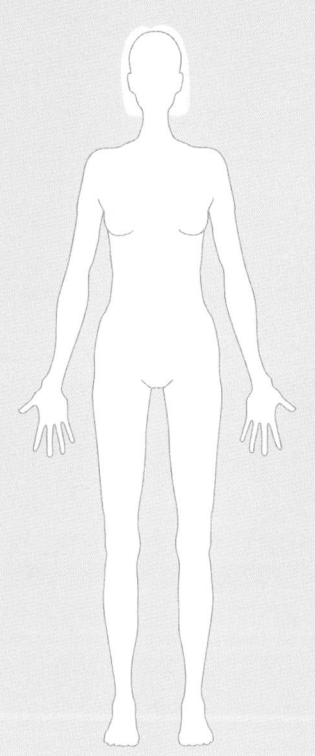

해결책 | 조금씩이라도 계속 운동으로 근육을 단련시켜야, 골격이 튼튼하게 유지되고 자세도 바로 잡아진다. 가벼운 웨이트 트레이닝을 자주 반복하거나 음악에 맞춰서 하는 운동법을 이용하면 근육 운동을 좀더 즐기면서 할 수 있다.

중배엽형

여기에 속하는 사람들 중에는 강한 근육질 몸매의 운동 선수형이 많다. 이 체형의 여성은 보통 어깨가 벌어진 직사각형 혹은 모래시계형 몸매를 갖고 있다.

⋯ 근육 형성이 빠른 편이며 살이 쉽게 찌기도 하고 빠지기도 한다.

특징 | 중배엽형에 해당하는 사람들은 상당히 빠른 시간 안에 몸매를 다듬을 수 있는 반면, 유연성이 떨어지기 쉽다. 유산소 운동을 좋아하지 않는 경향도 있다.

해결책 | 근육이 유연성을 잃어버리지 않도록 몸매만들기 운동 중에서도 특히 스트레칭에 많은 신경을 써야 한다. 또한 규칙적인 심장 박동으로 심혈관계를 건강하게 유지시켜줄 유산소 운동도 소홀히 하지 않도록 한다.

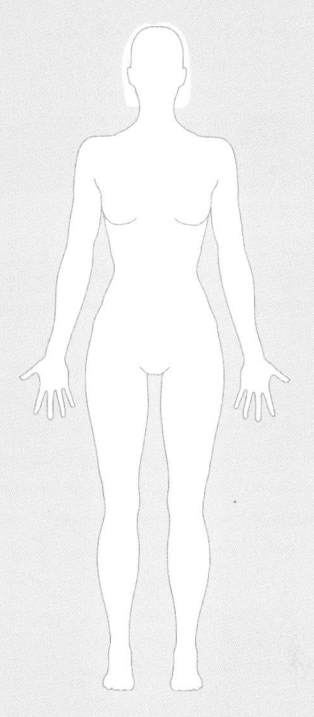

내배엽형

이 체형의 사람들은 늘어지고 처진 몸매를 가지고 있기 쉽다. 근육은 발달되지 못하고, 몸매는 둥글둥글할 것이다.

⋯ 살을 빼기는 어렵지만, 상대적으로 근육을 발달시키기는 쉬운 편이다.

특징 | 내배엽형은 근육을 키우는 강도 높은 운동을 해야 할 필요가 있다. 물론 여러 운동 중에서도 특히 근육 운동이 힘들게 느껴질 가능성이 있지만 몸매를 개선하는 데 도움이 된다는 생각을 염두에 두고 꾸준히 하도록 한다.

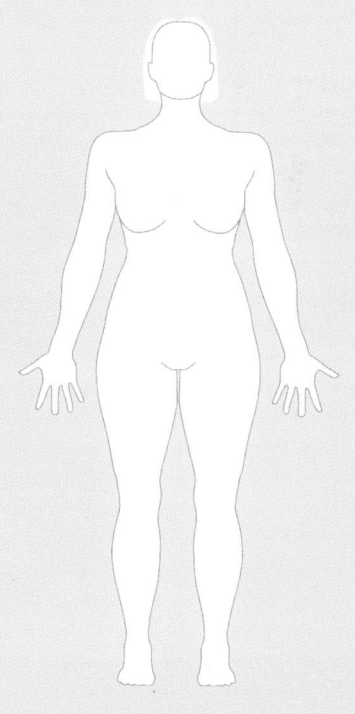

해결책 | 근육은 지방조직보다 더 단단하고 매끄럽다. 따라서 근육을 발달시키면 몸매가 보다 날씬하게 보일 것이다. 지속적으로 근육을 단련시키는 운동을 해야 한다. 일주일에 2회 운동을 하는 경우, 새로운 근육 조직이 형성되는 데는 6~8주 정도의 시간이 걸린다. 물론 운동 횟수를 늘이면 시간은 더 앞당겨진다.

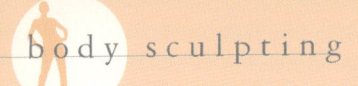

자세를 체크하자

자세가 나쁘면 몸이 축 늘어지면서 소근육들이 제기능을 못하게 된다. 간단한 속옷 정도만을 입고 자신의 앞모습과 뒷모습을 자세히 관찰해본다.

아래의 테스트는 우리가 평소에 아무 생각없이 앉고 서는 자세를 주의깊게 들여다보는 계기를 마련해줄 것이다. 자세가 나쁘면 몸이 축 늘어지면서 소근육들이 제기능을 못하게 된다.

다음의 테스트를 제대로 하려면 앞모습과 뒷모습을 자세히 볼 수 있도록 긴 거울을 2개 준비하는 것이 좋다. 거울은 각각 자신의 앞모습과 뒷모습을 전체적으로 비춰볼 수 있는 위치에 둔다. 그리고 허리와 무릎, 엉덩이의 모양을 정확히 볼 수 있도록 간단한 속옷 정도만 입도록 한다. 이제, 서 있는 자세를 잘 관찰하며 아래의 질문에 답하자.

앞모습을 관찰하며

1. 머리가 왼쪽이나 오른쪽으로 기울어지지 않고, 바로 서 있는가? 예 ☐ 아니오 ☐

2. 양쪽 어깨가 같은 높이로 수평을 이루고 있는가? 예 ☐ 아니오 ☐

3. 손을 가지런히 위로 들어 높이 뻗었을 때, 양손의 가장 긴 손가락 끝이 같은 높이에서 만나는가? 예 ☐ 아니오 ☐

4. 골반뼈가 한쪽으로 기울어져 있지 않고, 같은 높이로 바닥과 수평을 이루고 있는가? 예 ☐ 아니오 ☐

5. 양무릎뼈 역시 같은 높이에서 정면을 바라보고 있는가? 예 ☐ 아니오 ☐

6. 체중이 발 안쪽에 쏠리지 않고 양발의 중앙에 정확하게 실려 있는가? 예 ☐ 아니오 ☐

뒷모습을 관찰하며

7. 견갑골(어깨 뒤쪽에서 좌우 대칭으로 만져지는 삼각형 모양의 뼈)의 높이가 같으며, 등 뒤로 튀어나와 있는가? 예 ☐ 아니오 ☐

8. 등뼈(척추)가 수직으로 곧게 뻗어 있는가? 예 ☐ 아니오 ☐

9. 팔을 가지런히 내렸을 때, 팔꿈치와 엉덩이 사이의 거리가 양쪽 정확히 대칭을 이루는가? 예 ☐ 아니오 ☐

뒷모습에서 종아리와 발꿈치를 집중적으로 살피며

10. 발목에서 종아리까지 아킬레스건이 위로 곧게 뻗어 있다는 느낌이 드는가? 예 ☐ 아니오 ☐

옆으로 선 자세를 관찰하며

11. 턱이 앞이나 뒤로 빠져 있지 않고 머리가 똑바로 서 있는가? 예 ☐ 아니오 ☐

12. 어깨가 앞으로 구부정하지 않고 꼿꼿하게 펴져 있는가? 예 ☐ 아니오 ☐

13. 허리 뒤쪽의 곡선이 심하게 휘거나 꺾이지 않고 완만한 곡선을 이루고 있는가? 예 ☐ 아니오 ☐

14. 무릎이 옆으로 휘지 않고 종아리가 무릎 및 허벅지와 일직선상에 있는가? 예 ☐ 아니오 ☐

결과 해석하기

잘못된 자세는 일부 근육을 짧고 단단히 뭉치게 만드는가 하면, 어떤 근육은 길게 늘여 약화시키기도 한다. 어깨가 구부정하다거나 허리가 비뚤다거나 꺾여 있거나 무릎 아래가 똑바르지 않는 것은 잘못된 자세의 가장 흔한 예이다.

• 질문 1~4

'아니오'라는 대답이 하나 이상이라면 어느 정도의 척추측만증을 갖고 있다고 볼 수 있다. 이런 상태로 격렬한 운동을 하게 되면 통증이 생기거나 심하면 부상까지 입을 수 있다. 증세가 뚜렷하게 나타나는 경우라면 몸매만들기 프로그램을 시작하기에 앞서 의사나 자격을 갖춘 정골사를 찾아가 보도록 한다.

• 질문 5

이 질문에 '아니오'라고 답했다면 슬개골이 틀어져 있을 가능성이 높으므로 반드시 자격을 갖춘 정골사를 찾아가야 한다. 허벅지를 붙이고 똑바로 서서, 무릎을 구부릴 때마다 발가락과 무릎이 어긋나지 않고 일직선상에서 움직이는지를 확인해 보도록 한다.

• 질문 6

'아니오'라고 대답했다면 발을 디딜 때 너무 안쪽으로 회전이 되는 상태인 '과내전' 증상을 보이고 있다는 뜻으로, 발 관절의 유연성이 지나쳐서 발바닥의 아치 부분이 아래로 주저앉은 것이 그 원인이다. 이 증상은 매우 흔하게 나타나는데, 정강이의 통증과 무릎 관절 이상을 유발할 수 있다. 체중은 원래 발 전체에 골고루 실려 있어야 한다. 발 바깥쪽이나 안쪽으로 지나치게 체중이 쏠리면 발목과 아킬레스건에 문제가 생기기 쉽다. 운동을 시작하기 전에는 항상 발바닥 중앙에 무게 중심을 두고 서 있는지 확인하여 발목이 밖이나 안으로 기울어지지 않도록 유의하자.

• 질문 7

'아니오'라고 답한 사람은 견갑골 아래 근육이 약하고 가슴 부위의 근육들이 뭉쳐 있는 '익상견갑증'이라는 증상을 갖고 있는 것으로 의심된다. 6주 프로그램들 중에서 가슴 근육 스트레칭 동작들을 찾아서 실시한다. 이 동작들은 6주 프로그램이 끝난 후에도 계속 규칙적으로 반복하도록 한다.

• 질문 8

이 질문에 '아니오'라고 대답했다면 척추측만증이 있는 것으로 볼 수 있다 ('질문 1~4' 부분 참조).

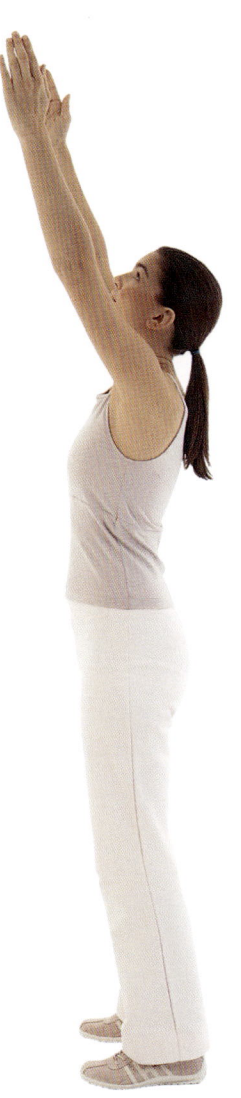

• 질문 9

만약 '아니오'라고 대답했다면 골반이 틀어져서 균형이 맞지 않는다는 의미가 된다. 옆구리를 늘이는 스트레칭 동작을 최대한 많이 하면 도움이 된다. 물론 공인 자격을 갖춘 정골사를 찾아가보는 것이 좋다.

• 질문 10

'아니오'라고 대답했다면 아킬레스건이 휘어져 발의 위치가 잘못되어 있는 것으로 볼 수 있다. 이런 경우, 아킬레스건의 문제를 유발할 수 있다. 걸음을 걸을 때, 발바닥이 바깥쪽이나 안쪽으로 쏠리지 않는지 확인해보자.

• 질문 11~13

하나라도 '아니오'라는 대답을 골랐다면 매우 구부정한 자세를 가지고 있다는 의미가 된다. 서 있을 때는 항상 '곧고 당당하게' 머리를 들려고 노력하라. 마치 천장에서 내려온 줄이 머리 꼭대기를 잡아당기고 있는 듯한 느낌을 가져라. 6주 프로그램들을 완성해가다 보면 근육이 강화되고 유연해지면서 구부정한 자세의 문제는 조금씩 개선되기 시작할 것이다.

• 질문 14

무릎이 붙지 않고 벌어진 것은 흔히 볼 수 있는 증상인데 잘못된 자세를 갖게 해서 척추까지 그 영향을 미칠 수 있다. 항상 허벅지를 최대한 붙이고 무릎을 위로 들어올린다는 느낌으로 서도록 한다. 이렇게 하면 무릎을 옆으로 밀어 누르는 힘이 줄어들면서 더 이상의 관절 손상을 막을 수 있을 것이다.

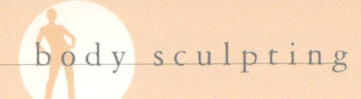

건강 상태를 점검하자

본격적으로 몸매만들기 프로그램을 시작하기 전에 마지막으로 점검해야 할 점은 자기 자신과 자신의 건강에 대한 본인의 느낌이다. 아래 질문에 차근차근 대답을 해나가다 보면, 여기에 대한 구체적인 그림이 그려질 것이다. 결과를 확인할 때는 시급히 개선해야겠다고 느껴지는 신체 부위를 메모하도록 하자.

A | 1. 자신이 건강하다고 느끼는가?   예☐   아니오☐

2. 몸의 움직임이 쉽고 가벼운가?   예☐   아니오☐

3. 손이 발끝에 닿으며, 양말을 쉽게 신을 수 있는가?   예☐   아니오☐

4. 발을 차서 높이 들어올릴 수 있는가?   예☐   아니오☐

5. 몸을 쉽게 비틀거나 돌릴 수 있는가?   예☐   아니오☐

6. 아침에 일어났을 때 근육이 뻣뻣하게 뭉쳐 있다는 느낌을 받은 적이
   없는가?   예☐   아니오☐

7. 삐걱거리는 느낌이나 당김, 통증 등이 없이 몸을 자유롭게 움직일 수
   있는가?   예☐   아니오☐

B | 8. 스스로가 튼튼하다고 느끼는가?   예☐   아니오☐

9. 혼자서 커다란 팔걸이 의자를 들어서 옮길 수 있는가?   예☐   아니오☐

10. 한 쪽 다리를 앞으로 내밀어 구부리면서 체중을 모두 옮겨 실은 후
    다시 일어설 수 있는가?   예☐   아니오☐

11. 약간 높은 의자 위에 한 발을 올려놓은 후, 몸을 들어올리며 체중을
    의자 위에 놓인 발로 옮겨실을 수 있는가?   예☐   아니오☐

12. 무거운 쇼핑백을 몇 개 정도는 거뜬히 들 수 있는가?   예☐   아니오☐

13. 대부분의 시간을 생기 있게 보내고 있는가?   예☐   아니오☐

14. 갑작스럽게 많이 움직이고 난 뒤에도 다음날 근육이 당기거나 뭉치
    고 아프지 않은가?   예☐   아니오☐

C | 15. 대부분의 시간을 활기차게 보낸다고 느끼는가?   예 ☐   아니오 ☐

16. 대체로 긍정적인 마음을 유지하고 있는가?   예 ☐   아니오 ☐

17. 잠을 잘 자는 편인가?   예 ☐   아니오 ☐

18. 지금의 몸매에 만족하고 있는가?   예 ☐   아니오 ☐

19. 대체로 자기 자신을 좋아하는 편인가?   예 ☐   아니오 ☐

20. 현재 자신감의 정도가 괜찮은 편인가?   예 ☐   아니오 ☐

21. 현재 성생활에 만족하고 있는가?   예 ☐   아니오 ☐

22. 자신 있게 생각하는 신체 부위가 하나 이상 되는가?   예 ☐   아니오 ☐

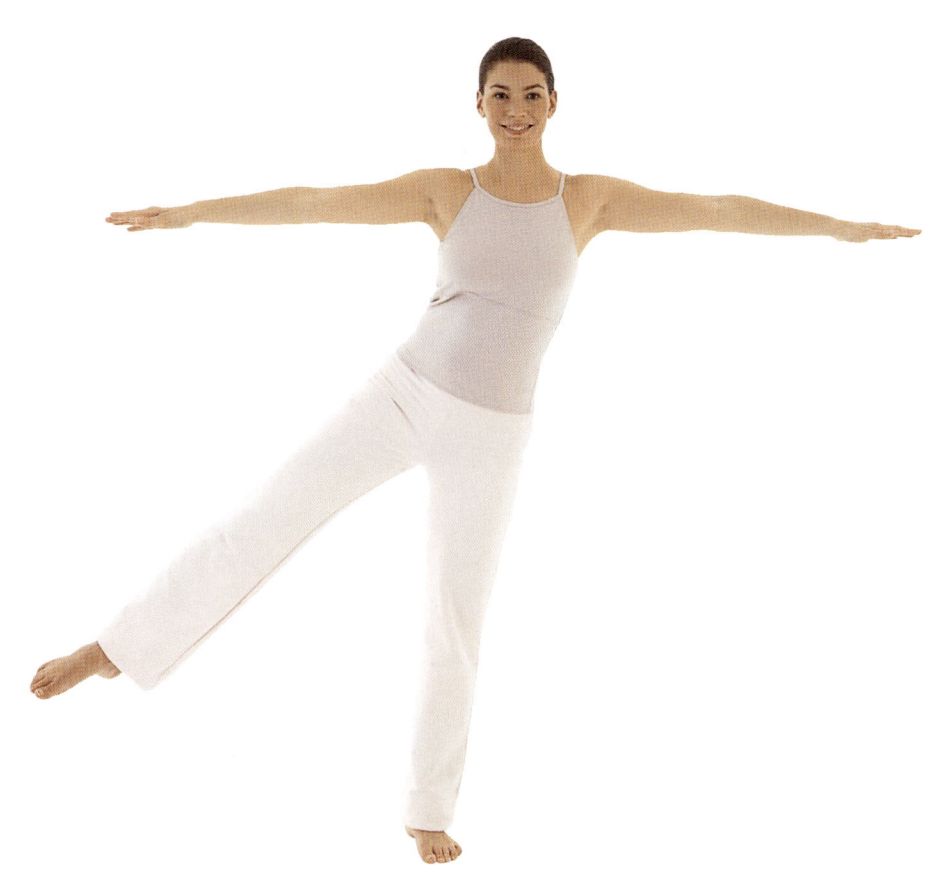

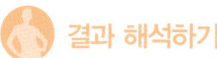

집중적으로 단련시켜야 할 부위를 찾아내고 나면, 운동 프로그램에 대한 집중도가 훨씬 높아진다. 앞선 질문들에 대한 대답을 통해, 자신에게서 가장 약한 부분을 찾아낼 수 있다.

A | 1~7번까지의 질문들에 대한 대답이 대부분 '아니오'인 경우

유연성이 조금 떨어진다고 볼 수 있다. 유연성은 우리의 일상 생활에 깊은 영향을 끼친다는 점에서 전반적인 건강 상태를 나타내는 매우 중요한 지표이다. 30대 중반 이후부터 점점 나이가 들면서 우리 몸은 차츰 굳어간다. 몸은 뻣뻣해지고, 근육은 점점 더 짧게 뭉친다.

잃어버린 유연성을 되찾으려면 6주 프로그램 중에서도 특히 스트레칭 운동에 무게를 두고 신경써서 하도록 한다. 나이와 상관없이 일단 규칙적으로 유연성 운동을 시작하게 되면 신체의 움직임이 한결 가벼워지고 자유로워질 것이다.

B | 8~14번까지의 질문 대부분에 '아니오'라고 답한 경우

여러 운동 영역 중에서도 특히 근육 단련이 필요한 경우다. 근육은 우리 몸을 움직이고 골격을 보호하는 역할을 한다.

자세근육이 강인하지 못하면 몸 어딘가에는 반드시 문제가 생기기 마련이며 그것은 통증이나 부상 등으로 나타날 것이다. 반면, 근육을 강하게 만들어 놓으면 몸을 원하는 대로 민첩하게 움직이면서 자신감 있게 생활할 수 있을 것이다.

C | 15~22번까지의 질문에 대부분 '아니오'라고 답한 경우

심혈관계가 튼튼하지 못하고 과도한 스트레스로 고생하고 있다고 볼 수 있다. 스트레스는 수면과 자신감을 앗아가고 전반적인 삶에 나쁜 영향을 미친다. 스트레스와 싸우는 가장 좋은 방법은 바로 규칙적인 운동이다.

운동을 하게 되면, 한 곳에 정신을 집중할 수 있어서 좋다. 지금 하고 있는

동작과 그것을 효과적으로 수행하는 방법에 대해 생각하지 않을 수 없기 때문
이다. 따라서 머리는 복잡한 일과에서 잠시 벗어나 휴식을 취할 수 있게 된다.
심혈관 운동은 심장과 폐를 튼튼하게 만들어주고 스트레스에 대처하는 능력
도 키워준다.

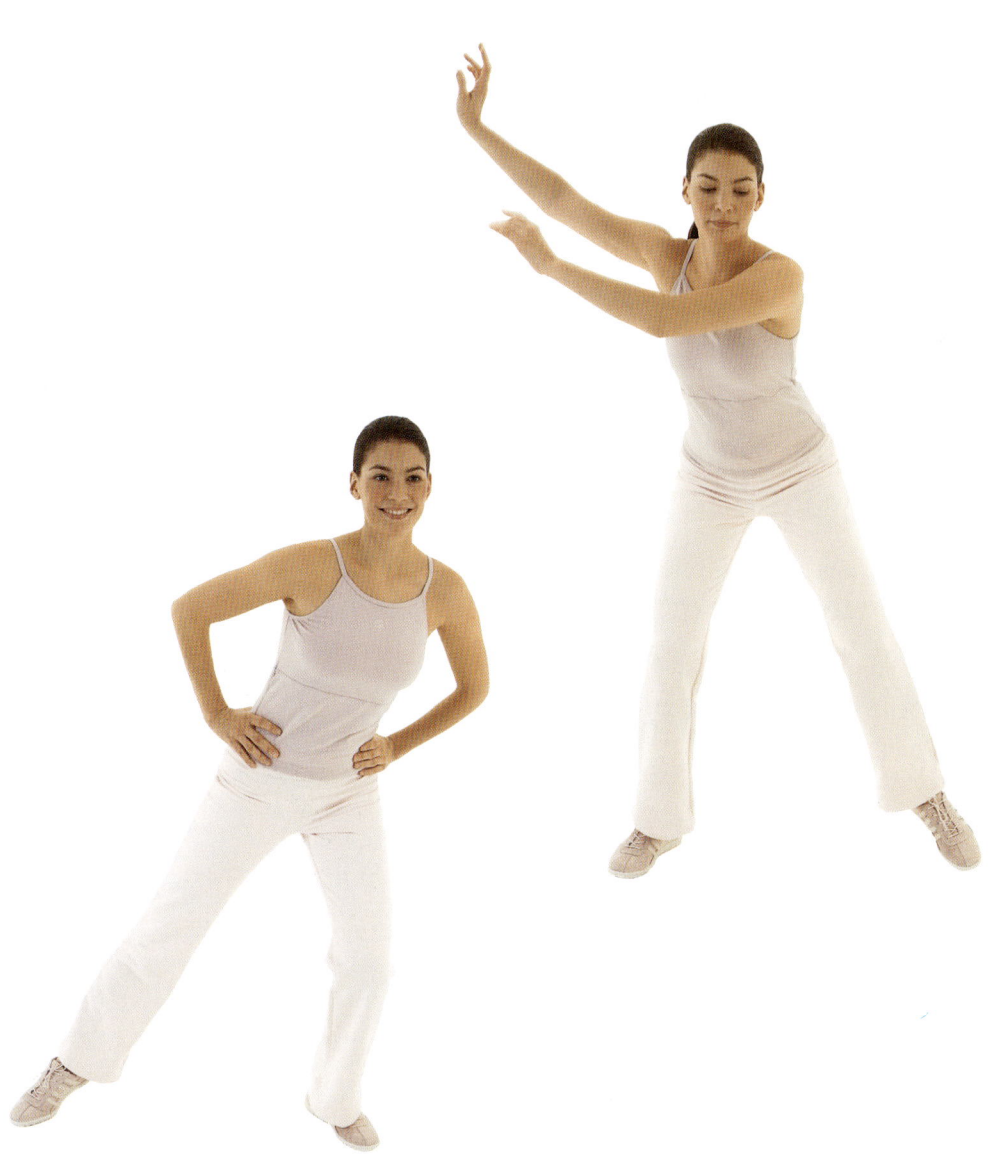

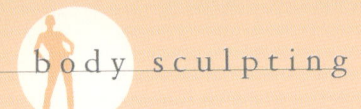
체지방을 줄여라

이제 스스로의 건강에서 어떤 부분이 부족한지를 알았고, 그 문제를 어떤 식으로 풀어야 할지도 알게 되었다. 그리고 어쩌면 과도한 체지방을 어느 정도 줄일 필요성을 느끼게 되었을 수도 있다. 표준 몸무게를 크게 벗어나지 않는 것은 건강의 가장 기본적인 요건이다. 과도한 체중 증가가 요통과 코골이부터 당뇨병과 암에 이르기까지 수많은 질병의 위험을 증가시킨다는 사실은 이미 수많은 과학적 연구 결과들이 입증한 바 있다.

살을 빼면 모델 몸매가 될까?

과도한 체중을 공략할 때 명심해야 할 것은 몸을 변화시킴으로써 삶에서 이미 틀어진 무언가가 바로잡아지리라고 기대하지 않는 것이다. 예를 들어 현재의 결혼 생활이나 직업에 불만이 있는 경우, 이런 문제들이 단순히 살을 빼는 것만으로 풀릴 거라고 기대해서는 안 된다. 또한 사진 속의 모델들이 보여주는 몸매는 상당히 인위적으로 윤색된 것임을 알아야 한다.

요즘 카메라들은 충분히 거짓말을 할 수 있다. 그러니 눈에 보이는 대로 믿고 실제 사람의 몸매가 모델처럼 될 수 있을 거라고 생각하는 오류를 범하지 않도록!

살찌는 시간, 살빠지는 시간

지난 몇 년 동안 살빼기는 너무나 뜨겁고 대중적인 관심사였던 탓에 아직도 시중에는 각종 살빼는 법과 그 결과에 대한 전설 같은 이야기들이 많이 떠돌고 있다.

대부분의 경우, 살이 찌는 과정은 느리게 일어난다. 이것은 몇 년에 걸쳐 음식 섭취로 지나치게 많은 에너지를 받아들이기만 하고 소모하지 않은 결과이다. 우리 몸은 효과적인 생존 전략의 일환으로 훗날을 위해 남아도는 에너지를 반드시 저장한다.

살이 찌는 것은 살을 빼는 것과 마찬가지로 시간이 걸려서 진행된다. 그러나 우리는 생활에 쫓겨다니느라 체중이 부는 것을 미리 깨닫지 못하는 경우가 많아 마치 순식간에 살이 찐 듯한 느낌을 받게 된다. 하지만 일단 알게 되면 과잉 축적된 지방을 당장 제거하고 싶어지기 마련이어서 힘을 안들이고 살빼는 방법이나 단시간에 살빼는 방법을 찾아 헤매고 때로는 건강을 해치기도 한다. 정신차리자! 현실감을 잃지 말고, 어디에도 지름길은 없다는 점을 명심하도록 하자. 일단 불어난 체중을 다시 줄이는 데는 상당한 시간이 필요하다.

 나는 언제쯤 날씬해질까?

솔직하게 대답해보세요!

• 지금 빼고 싶어하는 만큼의 몸무게가 불어나는 데 어느 정도의 시간이 걸렸나요?
• 혹시 지난 몇 년에 걸쳐 서서히 불어난 것은 아닌가요?
• 언제부터 살이 찌기 시작했나요? 혹시 학교를 졸업한 이후부터는 아닌가요?
• 정말 갑자기 5kg씩이나 늘어난 건가요?

이 질문에 대한 대답을 통해 2가지를 알 수 있습니다.

• 체중 증가의 원인과 앞으로 살이 찌지 않을 방법
• 늘어난 체중을 다시 줄이는 데 걸리는 시간

빼고 싶은 만큼의 체중이 불어나는 데 걸린 시간을 계산해 보세요. 그리고 마음을 단단히 먹고, 그 시간의 1/4에 해당되는 기간 동안 이 책의 도움을 받아가며 운동을 하도록 하세요. 바로 지금이 원하는 만큼 살을 뺄 수 있는 기회랍니다! 한번 찐 살을 빼는 데는 이 정도의 시간과 노력은 투자해야 합니다.

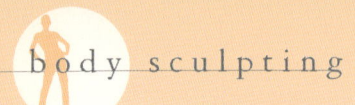
운동이 어떻게 몸매를 바꿀까?

가장 좋은 몸매는 몸 전체가 튼튼한 근육으로 보기 좋게 덮여 있고 체지방이 낮은 상태이다. 근육은 강하고 유연해야 하며 체지방이나 뻑뻑한 관절이 주는 제한 없이 움직임이 자유로워야 한다. 최대한 멋진 몸매를 얻으려면 유산소 운동과 근육 만들기 운동(근육 운동), 그리고 유연성 운동(스트레칭)을 적절하게 병행하여야 한다.

 ### 유산소 운동의 역할

이 책에 나와 있는 총 4개의 6주 프로그램들은 모두 매번 운동을 할 때마다 유산소 운동에 일정 시간을 투자하게끔 짜여져 있다. 어떤 운동이든 리듬감 있게 지속적으로 15~20분 이상을 하게 되면 움직임을 지속하는 데 필요한 에너지를 생산하기 위해 산소를 이용해서 몸 속에 쌓여 있는 지방을 태우게 된다. 제자리에서 걷기와 뛰기, 조깅, 계단오르기 등, 이 책에 나와 있는 대로 적어도 15분간 유산소 운동을 해보자! 몸에 쌓여 있던 과도한 지방이 없어지기 시작할 것이다.

 ### 근육 단련은 신중하게

근육 운동을 하면 근육과 뼈가 힘을 받아서 더 강해지고 길어진다. 근육 덩어리를 늘이는 가장 빠른 방법 중의 하나가 무게를 이용하여 저항을 가한 상태에서 운동을 하는 것이다(p24 참조).

이 책에 나오는 동작 중 일부는 아령을 이용하도록 되어 있는데 이때는 먼저 자신에게 가장 적당한 무게를 찾아내야 한다. 만약 너무 무거운 중량을 들어올리면 근육과 인대, 힘줄이 손상을 입을 수 있다.

반면 중량이 너무 가벼우면 운동 효과가 더디게 나타난다. 부상의 위험 없이 빠른 효과를 보려면 최소한의 시간 동안 최대의 효과를 안전하게 얻을 수 있는 무게를 찾는 일이 중요하다. 이것은 '10회 반복 테스트(p54 참조)'를 통해 알 수 있다.

🧍 늘 가볍고 민첩하게

건강이라는 완벽한 퍼즐을 완성하기 위해 필요한 마지막 조각은 몸의 유연성이다. 근육을 만들고 유산소 운동으로 심폐 기능을 강화시키는 것과 동시에, 다음과 같은 점을 지켜 늘 가볍고 민첩한 몸 상태를 유지하도록 노력하자.

- 워밍업 동작을 할 때는 최대한 크게 동작을 완성하도록 한다. 예를 들어 팔을 들어 휘젓는 자세를 취한다면 먼저 최대한 팔을 높이 뻗은 다음, 그릴 수 있는 가장 큰 원을 그린다는 생각으로 팔을 멀리 보내서 돌리도록 한다. 만약 더 크게 움직일 수 있는데도 대충 작은 동작만을 되풀이하고 만다면 인대와 근육의 섬유들이 굳어져서 결국에는 최대한 움직일 수 있는 범위가 그 정도로 줄어들고 말 것이다.

- 근육 훈련을 집중적으로 한 후에는 반드시 마무리로 스트레칭을 실시하여 근육을 원래의 길이대로 돌려놓는다.

- 지금보다 한 단계 더 유연성을 높일 수 있는 발달 스트레칭 동작(p144 참조)을 찾아서 시도해본다.

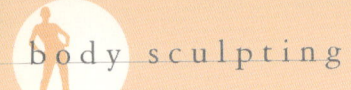
10회 반복 테스트로 내 몸에 맞는 무게를

안전하면서도 강도 있게 근육을 단련시켜줄 적당한 무게를 찾으려면 10회 반복 테스트를 해보면 된다. 그럼 지금부터 10회 반복 테스트를 하는 방법을 알아보도록 하자.

10회 반복 테스트의 기본 원리는 근육이 한 동작을 10번째 반복할 때 더 이상 계속하기 힘들다고 느낄 정도의 무게를 찾아내는 것이다. 이런 느낌을 '근육의 한계' 라고 부르기도 한다. 이렇게 매번 근육이 한계를 느낄 정도까지 운동을 하게 되면 최대의 운동 효과를 누릴 수 있다.

만약 10번을 반복한 후에도 여전히 더 할 수 있겠다는 느낌이 들고 근육이 제발 그만두어달라고 소리를 지르지 않는다면 아령의 중량이 충분히 무겁지 않다고 보아야 한다. 이때는 아령에 추를 하나 더 매달고 팔을 바꾸어 다시 테스트를 하도록 한다.

동작을 10번 반복한 후에 도저히 더 할 수 없을 정도의 한계 상황에 이르게 되는 무게를 찾아야 한다.

● ● ● 10회 반복 테스트를 하기 위해서는 중량을 자유롭게 조절할 수 있는 아령이 필요하다

이두근 운동

1 한 손에 아령을 들고 똑바로 선다. 팔꿈치를 굽혀 손을 어깨 쪽으로 끌어당기는 가장 기본적인 이두근 운동 자세를 취한다.

2 올렸던 손을 아래로 천천히 내린다. 이 동작을 10회 반복한다. 팔을 바꾸어 같은 요령으로 실시한다.

이두근 운동에 맞는 무게를 찾아냈다면 다시 같은 방법으로 삼두근 늘이기를 해보도록 하자.

다시 말하지만 여러 번 아령의 무게를 바꿔가며 동작을 10번 반복했을 때 근육의 한계를 느끼게 만드는 무게를 찾아내는 것이 목적이다. 아마 이두근 운동 때보다는 삼두근 운동의 적정 중량은 더 가벼울 것이다.

전체 운동 프로그램을 구성하는 모든 동작에 대해 이와 같은 10회 반복 테스트를 실시하는 것이 가장 바람직하다. 그러나 우선 앞의 2가지 테스트를 만으로도 내가 견딜 수 있는 가장 가벼운 무게와 가장 무거운 무게에 대한 느낌이 대충은 생길 것이다. 일반적으로 다리나 엉덩이 같은 부위의 큰 근육들이 가슴이나 허리 부위의 작은 근육들보다 더 무거운 무게를 필요로 한다.

이렇게 10회 반복 테스트를 통해 적절한 무게를 찾아 놓았다면 가장 효과적인 시간과 강도로 운동을 할 준비가 된 셈이다.

삼두근늘이기

1 발을 엉덩이 넓이로 벌리고 선다. 아령을 한 손에 들고 높이 들어올린다. 다시 팔꿈치를 구부리며 손을 어깨 뒤로 내린다. 다른 한 손으로 팔꿈치를 받치고 상체는 곧게 편 상태를 유지하도록 한다.

2 천장에 매달린 줄이 아령의 끝을 끌어올린다는 느낌으로 구부린 팔을 높이 들어올린다. 허리 뒤가 지나치게 꺾이지 않도록 배를 단단히 당겨놓는다. 이렇게 팔을 구부렸다 펴기를 천천히 10회 반복한다.

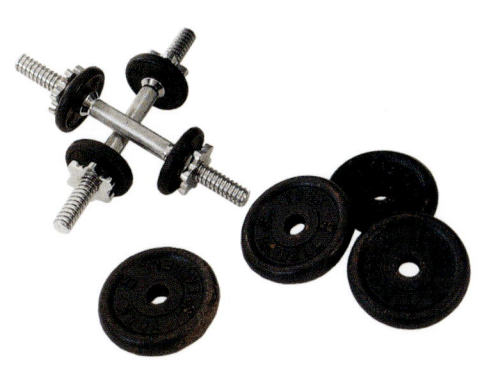

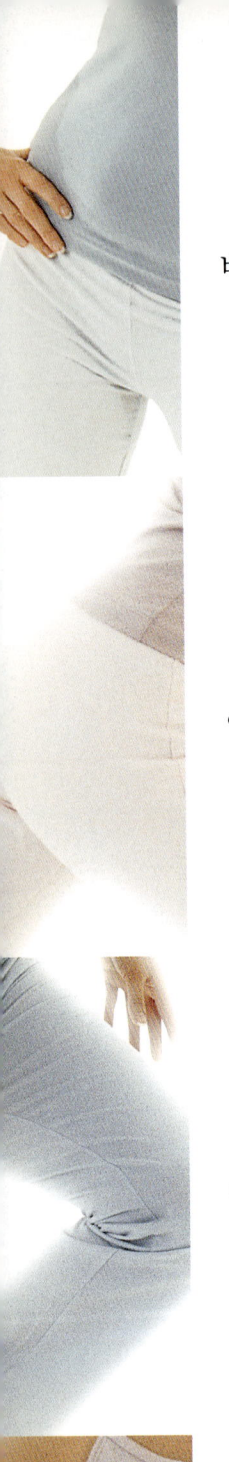

배와 옆구리 운동

엉덩이와 골반 운동

허벅지와 종아리 운동

팔과 상체 운동

신체 부위별 집중 공략법

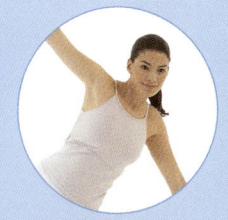

problem
areas

몸매만들기 프로그램은 각각 네 곳의 신체 부위를 다루는 프로그램들로 이루어져 있다.
'배와 허리' '엉덩이와 골반' '허벅지와 종아리' '상체와 팔' 중에서
가장 자신 없는 부위를 시작으로 목표를 바꾸어 운동을 계속해나간다면
몸매는 전반적으로 몰라보게 달라져 있을 것이다.

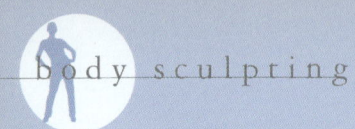

6주 프로그램 활용법

하나의 프로그램은 워밍업과 유산소 운동, 균형잡기 동작, 근육 운동과 스트레칭으로 구성되어 있다. 그럼, 우선 각각의 구성을 단계별로 자세히 살펴보도록 하자.

이제 6주 프로그램을 효과적으로 활용하려면 어떤 목표와 방식으로 접근을 해나가야 할지에 대한 생각이 좀더 뚜렷해졌을 것이다. 체지방을 줄여야 겠다고 생각하는 사람도 있을 것이고 몸의 탄력이 필요하다거나 뱃살을 당장 빼야 겠다고 결심한 이들도 있을 것이다.

이 책의 몸매만들기 프로그램은 각각 네 곳의 신체 부위를 다루는 4개의 6주 프로그램들로 이루어져 있다. 첫 주의 가장 쉬운 동작들을 시작으로 차근차근 단계를 높여 여섯번째 주까지 진행을 해나가다 보면 집중 공략이 필요한 신체 부위를 상당히 개선할 수 있을 것이다.

4개의 프로그램들이 다루고 있는 신체 부위는 '배와 허리' '엉덩이와 골반' '허벅지와 종아리' '상체와 팔'이다. 가장 자신 없는 부위에 대한 6주간의 집중 공략이 끝나고 나면, 다른 부위로 목표를 바꾸어 운동을 계속해나가도 좋다. 이렇게 해서 총 24주간의 지속적이고 규칙적인 도전이 끝나고 나면 몸매는 전반적으로 몰라보게 달라져 있을 것이다.

하나의 프로그램은 워밍업과 유산소 운동, 균형잡기 동작, 근육 운동과 스트레칭으로 구성되어 있다. 그럼, 우선 각각의 구성을 단계별로 자세히 살펴보도록 하자.

 워밍업

워밍업 과정은 몸과 마음이 운동을 할 준비를 갖추도록 만드는 필수 단계이다. 간단하고 리듬감 있는 워밍업 동작들은 체온을 상승시켜 근육과 관절의 활액을 부드럽게 데워준다. 또한 정신을 맑게 하여 몸과 마음이 운동에 집중할 수 있는 토대를 만들어준다.

워밍업 동작을 10~15분 정도 한 후에 원한다면 줄넘기나 뜀뛰기, 춤추기 등을 더해도 좋다. 각 프로그램 앞부분에 소개되어 있는 워밍업 동작들은 매번 운동을 시작하기 전에 반드시 전 과정을 되풀이해주어야 한다.

 ## 유산소 운동

유산소 운동은 심폐 기능을 높여 건강하고 활기찬 몸 상태를 유지시켜준다. 또한 체지방을 연소시키는 데도 탁월한 효과를 발휘한다. 각 프로그램에 들어 있는 유산소 운동법은 잘 익히고 워밍업이 끝난 후 반드시 실시해야 한다. 유산소 운동은 인내심을 가지고 적어도 20분 이상을 지속해야 효과가 있다. 여러 종류의 유산소 운동을 병행하여 다양하게 즐기는 방법을 궁리해보자. 어쨌든 중요한 것은 20~30분 정도 계속해서 운동을 하는 것이다.

 ## 균형잡기 운동

각 프로그램에는 매주 해야 할 균형잡기 운동이 하나씩 소개되어 있다. 우리가 몸의 한 부분으로 균형을 잡으려고 애를 쓰면 나머지 신체는 비틀거리거나 쓰러지지 않으려고 더욱 강한 힘을 발휘한다. 균형잡기 운동은 작은 자세 근육들을 훈련시키고 몸 전체를 탄탄하게 만드는 데 효과적이다. 모든 균형잡기 동작을 취할 때는 항상 복부를 잡아당기고 호흡을 고르게 유지할 것! 이런 운동을 규칙적으로 반복해주면 신체를 제어하는 능력이나 균형 감각이 몰라보게 좋아짐을 느끼게 될 것이다.

 ## 근육 단련 운동

근육 단련 운동 과정은 각 프로그램이 집중적으로 공략하는 부위의 주요 근육을 단련시켜주는 단계이며 매주 3가지 동작을 3~4회씩 하도록 구성되어 있다. 근육 단련 운동에는 아령과 같은 기구를 이용하기도 하고 체중을 이용하는 방법도 있다. 기구를 이용할 때는 10회 반복 테스트(p54 참조)를 통해 미리 적절한 무게를 찾아서 해야 최대의 효과를 볼 수 있다. 자기 체중을 이용할 때는 몸을 최대한 강하게 긴장시킨 상태를 유지하도록 한다.

아래의 원칙은 모든 동작에 적용되는 것이므로 반드시 기억하자.

- 양발의 바닥을 평평하게 두고 선다. 발바닥이 안이나 바깥으로 기울어지지 않도록 유의한다.
- 머리끝이 천장에 향하도록 곧게 뻗고 어깨는 아래로 떨어뜨린다.
- 복부를 약간 수축시키고 가슴을 들어올려 키가 커진다는 느낌을 갖도록 한다.
- 꼬리뼈가 바닥을 향하도록 말아 넣고 규칙적으로 호흡을 한다!

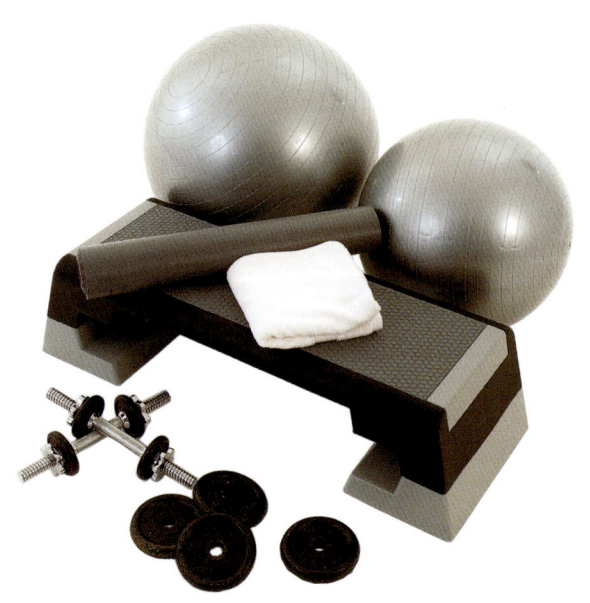

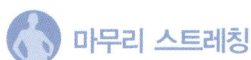 마무리 스트레칭

　근육 운동이 끝난 후에는 스트레칭을 통해 몸과 마음을 평온하게 가라앉혀야 한다. 근육을 길게 뻗는 동작을 통해 힘든 운동을 거친 자신의 몸을 재조정하자. 각 프로그램 마지막 부분에 소개되어 있는 마무리 스트레칭 동작들을 매번 운동을 끝내기 전에 실시하도록 한다.

 몸매만들기에 필요한 도구들

운동을 하는 데는 약간의 도구가 필요하다. 우선, 중량을 자유롭게 조절할 수 있는 품질이 좋은 아령을 마련하도록 한다. 아령의 잠금 나사는 튼튼한지, 여러 동작에 적합하도록 추를 바꾸어 다양한 중량을 만들 수 있는지를 확인한다(p54의 10회 반복 테스트 참조). 누워서 실시하는 동작들이 있으니 좋은 품질의 매트도 하나 필요하다.
운동을 하는 장소는 편안하고 통풍이 잘 되어야 하며 손에 걸리거나 발에 채일 물건들이 없는 널찍한 공간이 확보되어야 한다.

섹시한 몸매만들기
한 회에 하게 될 운동은 다음과 같이 구성되어 있다. 좋은 운동 효과를 거두려면 이 같은 과정을 한 주에 3, 4회 반복하도록 한다.
• 워밍업 4동작 : p62, 80, 98, 116~119 참조
• 유산소 운동 : 30분 정도 해준다.
• 균형잡기 운동 1동작
• 근육 단련 운동 3동작 : 각 프로그램에 소개되어 있는 대로 따라 해준다.
• 스트레칭 4동작 : p78, 96, 114, 132 참조

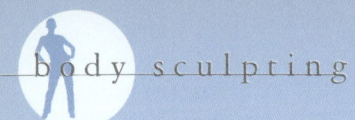

배와 옆구리 운동 ·· 워밍업

지금부터 소개할 배와 옆구리 운동을 일주일에 3, 4회씩, 6주 동안 꾸준히 따라 하면 매우 만족스런 효과를 볼 수 있다. 매 회마다 아래의 워밍업 동작들로 운동을 시작하고, p78에 소개된 스트레칭 운동으로 마무리를 하도록 한다.

··· 워밍업 운동

본격적인 복부 운동을 시작하기 전에 혈액 순환을 촉진 시키는 다음의 워밍업 동작들을 반드시 먼저 하도록 한 다. 몸이 깨어난다는 느낌이 들고 약간의 열기가 느껴 질 때까지, 적어도 10분 이상 반복해서 해준다.
우선, 5분간 제자리걸음을 하는 것을 시작으로 무릎을 상체 쪽으로 높이 끌어올렸다 내리고 팔을 앞뒤로 크게 흔든다. 각 동작이 끝날 때마다 30~40초 정도 제자리 걸음을 해준다.

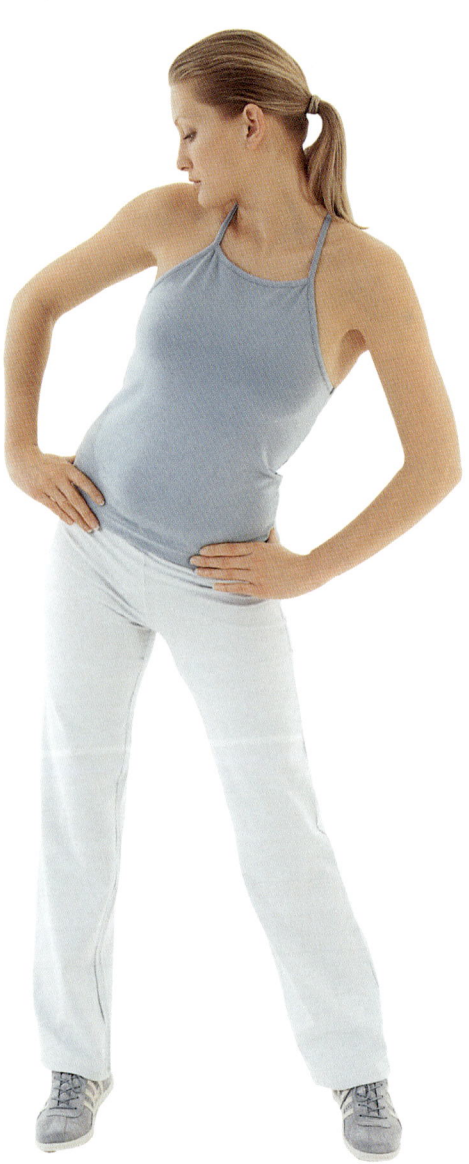

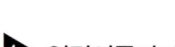 **엉덩이돌리기**

1 다리를 엉덩이 넓이로 벌리고 선다. 손은 골반 위에 살짝 올려놓는다. 엉덩이를 한쪽 옆으로 길게 밀어낸 다음 최대한 넓은 원을 그린다는 느낌 으로 돌린다.

2 한 바퀴 돌린 후에는 반대 방향으로 한 바퀴 돌 린다. 상체를 반듯하게 세운 채 하체는 엉덩이 를 따라 자연스럽게 움직인다. 이 동작을 하면 체온 이 높아지면서 몸이 부드러워지고 척추가 본격적인 운동을 준비할 수 있다.

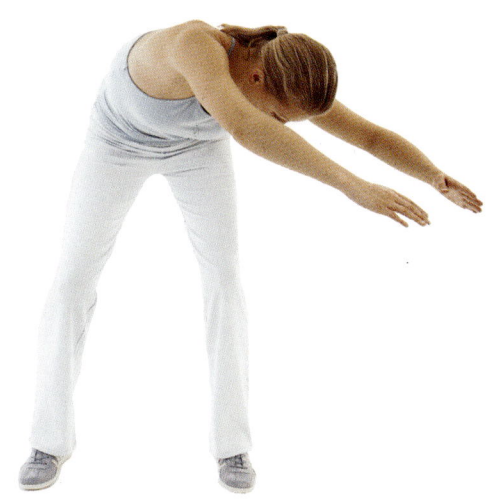

▼2 허리돌리기

1 엉덩이돌리기 동작과 마찬가지로 골반에 손을 올린다. 상체는 크게 원을 그리듯 돌린다. 하체는 바닥에 고정되었다는 느낌으로 움직이지 않는다.

2 한 바퀴 돌린 후에는 반대 방향으로 다시 한 바퀴 돌린다. 삐걱거리는 느낌 없이 부드럽게 움직일 때까지 한다. 이 동작은 척추와 갈비뼈를 준비시킨다.

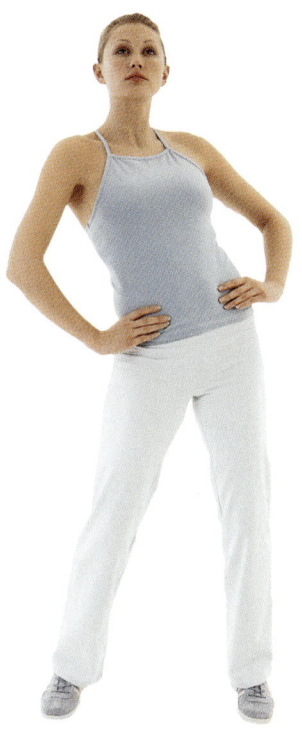

▲3 팔 뻗어 허리돌리기

1 이 동작은 몸을 앞뒤 방향으로 깊이 늘여주는 효과가 있으므로 처음에는 천천히 시도한다. 6주동안 이 워밍업 동작을 반복하다 보면, 하체는 고정시킨 채 상체만으로 움직이는 요령을 터득하게 된다. 이 동작은 몸통을 강하고 유연하게 만들어준다.

▼4 옆으로 구부리기

1 엉덩이 넓이로 두 발을 벌리고 서서 손을 골반 위에 올려놓는다. 한쪽 옆으로 몸을 기울인다. 이 때 머리도 몸과 함께 끌려간다는 느낌으로 내린다. 하체는 움직이지 않고 바닥에 고정시킨다.

2 팔을 아래로 내린 상태에서 몸을 옆으로 기울인다. 시소를 타듯 양방향을 번갈아 실시한다. 체온이 상승하면서 복부 근육 바깥쪽(내경사근과 외경사근)이 유연해져서 앞으로의 운동을 준비할 수 있다.

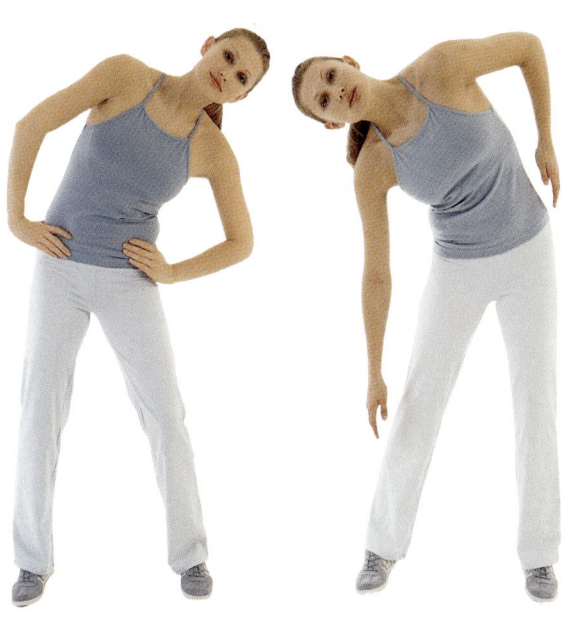

배와 옆구리 운동 첫주 ..1

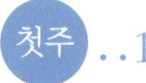

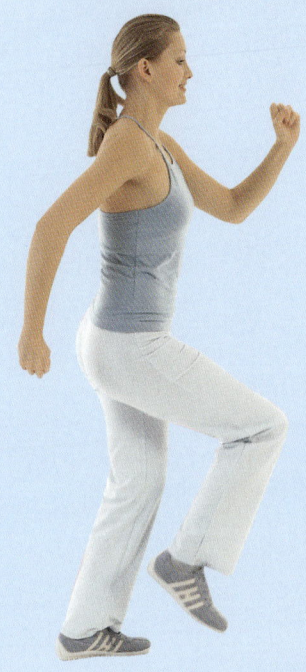

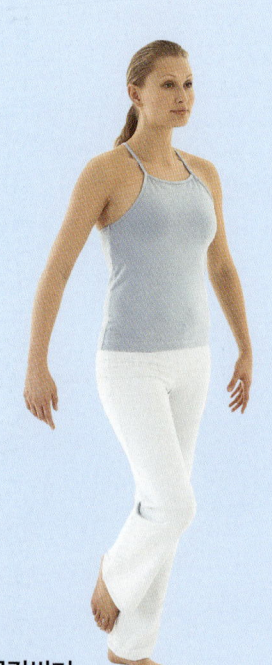

◀1 제자리에서 걷다가 뛰기

1 62쪽의 워밍업 운동을 시작할 때처럼 제자리에서 1분간 걷는다. 그러나 이번에는 다리를 좀더 높이 들어올리고 팔을 힘차게 흔들도록 한다.

2 1분 후, 다리를 내리면서 발로 바닥을 힘차게 굴러 제자리걷기를 제자리뛰기로 바꾼다. 2분간 제자리에서 뛴다.

3 제자리걷기(1분)와 제자리뛰기(2분)를 번갈아가며 15분간 실시한다.

운동 종류 유산소 운동

◀2 한 발로 서서 발목감싸기

1 한 쪽 다리로 선다. 반대편 발을 들어 서 있는 다리의 발목 옆에 붙인다. 어깨와 허리를 펴고 규칙적으로 호흡한다. 숨이 10번 들고 날 때까지 유지한다. 다리를 바꾸어 같은 요령으로 실시한다.

운동 종류 균형잡기

◀3 요근 운동1

1 등을 벽 쪽으로 향하게 하고 벽에서 약간 떨어져 앉는다. 등 상부를 뒤로 기울여 머리를 벽에 댄다. 양손은 옆으로 내려 바닥을 단단히 짚는다. 양쪽 다리를 구부린 채로 모아서 위로 들어올린다.

2 들어올린 다리를 앞으로 길게 뻗는다. 이때, 양쪽 다리를 꼭 모아서 골반저근을 수축시켜야 한다. 이렇게 해서 몸을 V자로 만들어 5초간(혹은 3번 숨이 들고 날 때까지) 유지했다가 다시 다리를 구부린다. 등을 구부리지 않고 곧게 펴려 노력한다.

운동 횟수 20회 실시
운동 종류 근육 운동 – 몸의 중심을 잡아주는 배가로근(복부 안쪽 근육)과 요근(대퇴의 움직임에 관여하는 근육)

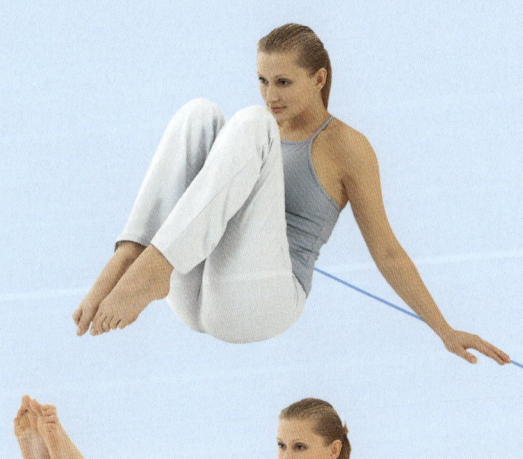

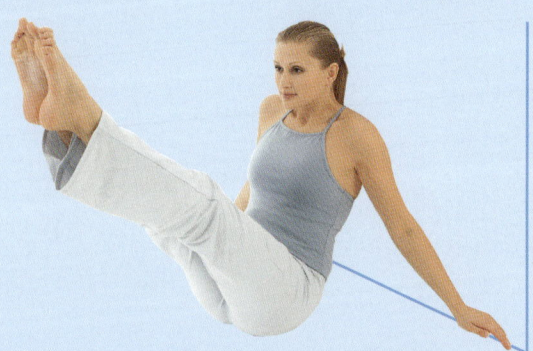

▼④ 다리 들고 윗몸일으키기1

1 누워서 다리를 수직으로 들어올린다. 무릎을 약간 구부려 놓고 양손을 머리 뒤로 붙인다. 상체를 무릎 쪽으로 최대한 높이 끌어올려 본다. 고개를 약간 숙인 후, 손바닥 위에 머리의 무게를 싣는다는 느낌으로 내려놓는다.

2 이 상태에서 상체를 가볍게 들어올렸다 내리기를 10회 반복해 준다. 이렇게 하면 근육에 무게가 실리면서 운동 효과가 더 좋아진다. 팔다리를 풀어 바닥에 내리고 호흡한다.

운동 횟수 10회씩 4세트 이상 실시
운동 종류 근육 운동-복직근 상부(윗배)

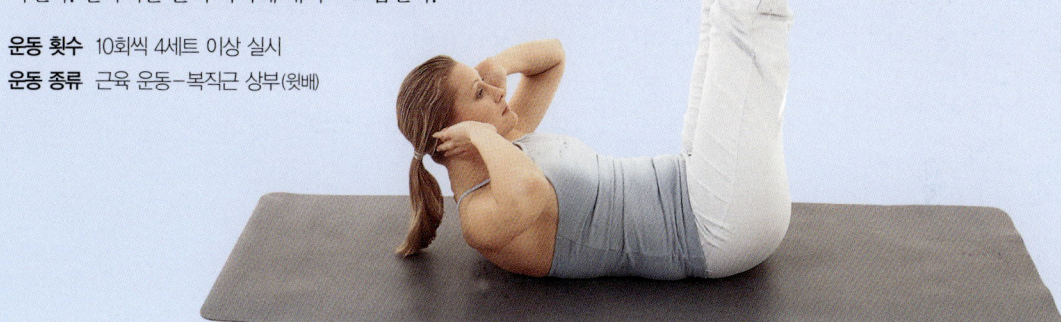

▼⑤ 수건을 이용한 윗몸일으키기

1 등을 대고 누운 다음, 무릎을 구부려 발바닥을 바닥에 내려놓는다. 수건 한 장을 돌돌 말아서 허리 뒤에 받친다. 이렇게 하면 상체를 더 높이 일으킬 수 있어 아랫배가 단련된다. 손을 머리 뒤로 붙인 다음, 머리와 어깨를 최대한 높이 들어올린다. 잠깐 멈췄다가 천천히 내려온다. 한 세트(15회)가 끝난 후, 누워서 잠시 쉬면서 호흡을 가다듬는다.

운동 횟수 15회 실시한 후, 잠시 쉬었다가, 다시 15회 반복
운동 종류 근육 운동-복직근 하부(아랫배)

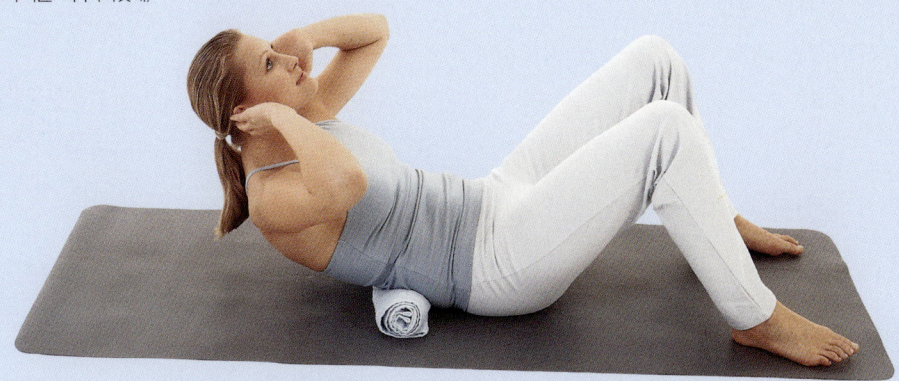

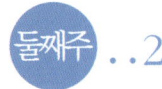

배와 옆구리 운동 둘째주 ..2

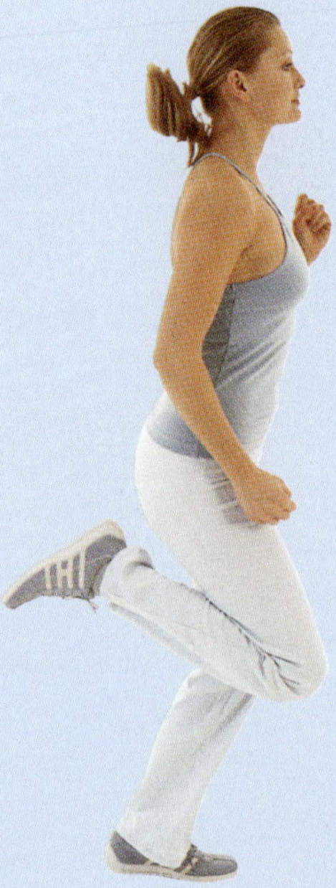

◀1 조깅

1 우선, 1주에 했던 제자리 걷기와 뛰기(p64 참조)로 몸을 푼다. 몸이 따뜻해지면 제자리뛰기를 가벼운 조깅으로 바꾼다. 쉬지 않고 15분간 계속한다.

운동 종류 유산소 운동

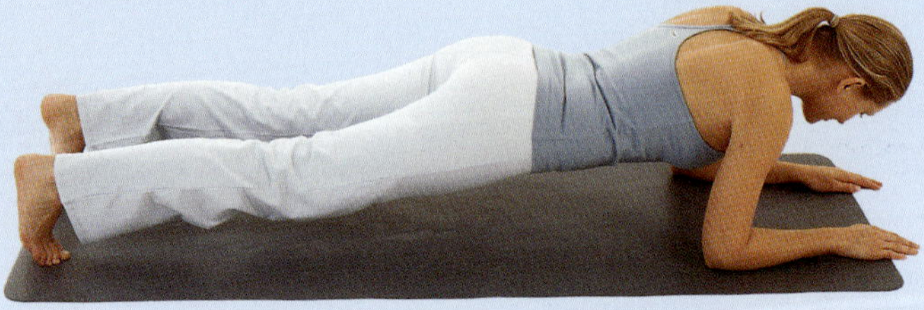

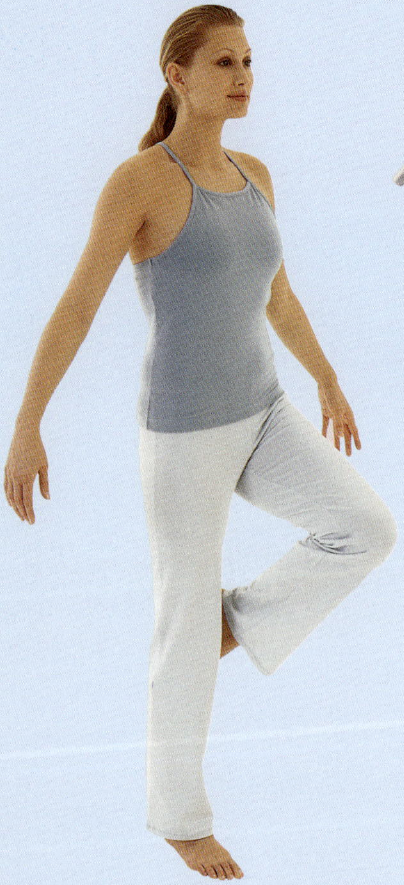

▲3 버티기1

1 양 무릎과 팔꿈치를 바닥에 대고 엎드린다. 등을 곧게 편다. 한 쪽 다리를 뒤로 뻗어서 발가락을 바닥에 대고 발꿈치를 세운다. 나머지 한 발도 똑같이 한다.

2 이렇게 곧게 편 몸을 팔꿈치와 발가락으로 단단히 받쳐놓는다. 허리와 엉덩이가 들어올려지거나 쳐지지 않도록 주의한다. 몸 전체를 널빤지처럼 반듯하게 편다. 15초간 유지한 후, 30초간 쉰다.

운동 횟수 3회 이상 반복
운동 종류 근육 운동 – 배가로근(복부 안쪽 근육)

▲2 한 발로 서서 무릎감싸기

1 한 발로 서서, 반대편 발을 서 있는 다리의 무릎 옆으로 갖다 댄다. 숨이 10번 들고 날 때까지, 자세를 유지한다. 다리를 바꾸어 같은 요령으로 실시한다.

운동 종류 균형잡기

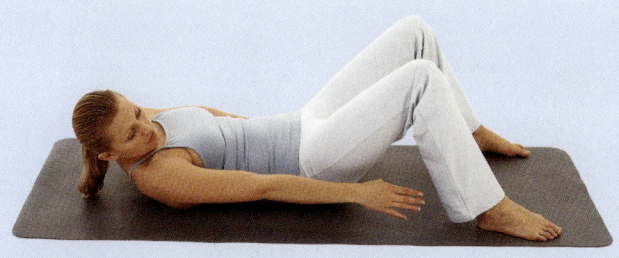

▲ 옆으로 윗몸일으키기

1 누워서 무릎을 구부린다. 발바닥으로 바닥을 단단히 짚고, 양팔은 몸통 옆에 내려놓는다. 머리와 어깨를 들어올린 후, 그대로 유지한다. 턱은 머리가 불편하지 않도록 약간 아래로 내린다.

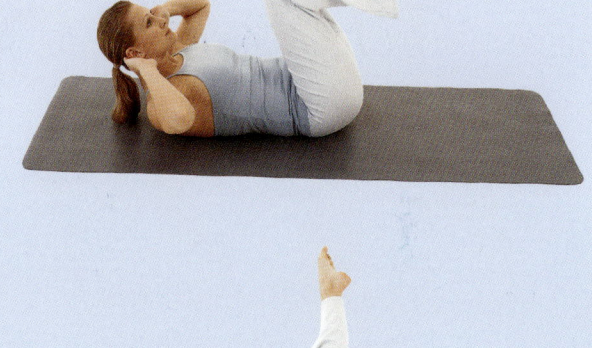

2 머리와 어깨를 들고 등을 바닥에 댄 상태에서 몸을 오른쪽으로 보낸다. 오른손을 뻗어 오른쪽 정강이를 향해 가볍게 20회 왔다갔다 한다. 다시 시작 자세로 돌아가 바닥에 눕는다.

운동 횟수 오른쪽과 왼쪽 각 1세트(20회) 실시
운동 종류 근육 운동–외복사근과 내복사근(옆배)

▶ 다리 위치 바꿔가며 윗몸일으키기

1 바닥에 등을 대고 누운 후, 무릎을 가슴 쪽으로 끌어당기고 양손을 머리 뒤로 붙인다. 상체를 살짝 일으킨 상태에서 앞뒤로 20회 들었다 내리며 윗몸일으키기를 한다.

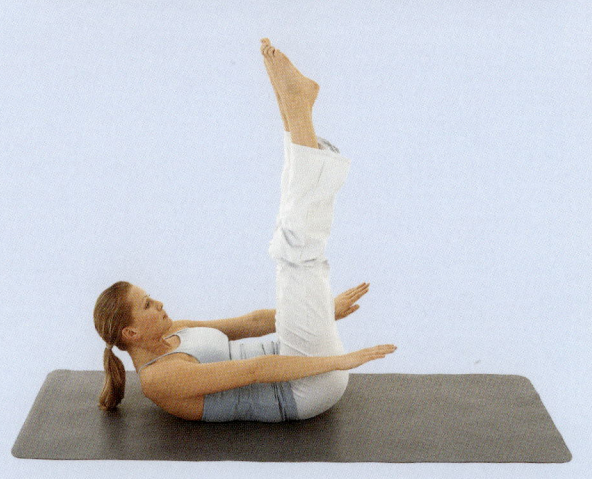

2 이제, 양다리를 넓게 벌린 상태에서 다시 20회 반복한다.

3 마지막으로 다리를 모아 수직으로 뻗은 다음 20회 반복하고 쉰다.

운동 횟수 1~3번까지 전체 동작을 2회 반복
운동 종류 근육 운동–복직근(윗배와 아랫배)

배와 옆구리 운동 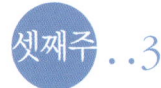셋째주..3

▼1 사방치기놀이

1 사방치기놀이를 하듯 바닥에 그어진 금을 넘는다고 상상하며, 한 발로 서서 두 걸음 앞으로 나갔다가 한 걸음 뒤로 돌아온다. 발을 바꿔가며 20분 동안 실시한다. 너무 숨이 차면 제자리뛰기를 하며 숨을 고른 후 계속 한다.

운동 종류 유산소 운동

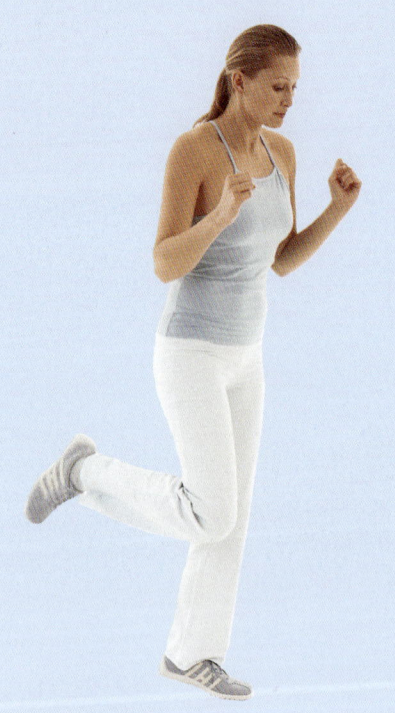

▶2 한 다리로 서서 한 다리 뻗기

1 허리를 반듯하게 세우고 한 다리로 서서, 반대편 다리를 옆으로 길게 뻗는다. 잡아당긴다는 느낌으로 무릎에 힘을 주어 다리를 곧게 편다. 팔을 양옆으로 뻗고 배를 잡아당겨 균형을 잡는다. 숨이 10번 들고 날 때까지 유지한 후, 다리를 바꾼다.

운동 종류 균형잡기

▶3 버티기2

1 먼저 팔굽혀펴기 동작(p121 참조)을 취한 다음, 발을 뻗어 발등을 바닥에 댄다. 엉덩이가 아래로 처지거나 위로 올라가지 않도록 주의하며 몸을 곧게 뻗은 채로 15초간 유지한 후 쉰다.

운동 횟수 총 3회
운동 종류 근육 운동-배가로근(복부 안쪽 근육)

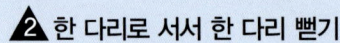
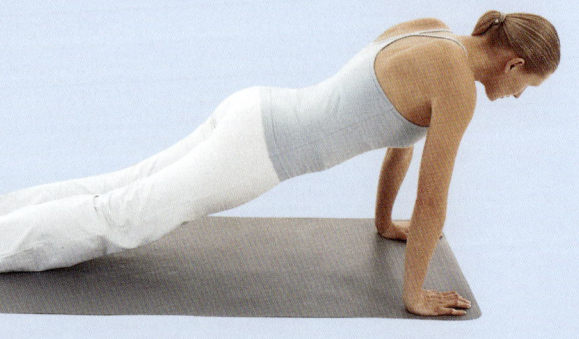

◀ 4 아랫배 운동 1

1 바닥에 누운 다음, 발뒤꿈치를 바닥에 내려놓고 양손바닥은 바닥을 향하도록 하여 엉덩이 아래에 숨긴다. 한 다리를 수직으로 들어올린다. 들어올린 다리를 천천히 발꿈치가 바닥에 닿을 때까지 내리면서, 반대편 다리를 들어올린다. 이때 무릎은 최대한 곧게 편다. 또한 허리가 들어올려지지 않도록 몸통이 바닥을 누르고 있다는 느낌을 유지한다. 다리를 번갈아가며 20회 실시한 후 잠시 쉰다.

운동 횟수 20회씩 3세트 실시
운동 종류 근육 운동−복직근 하부(아랫배)

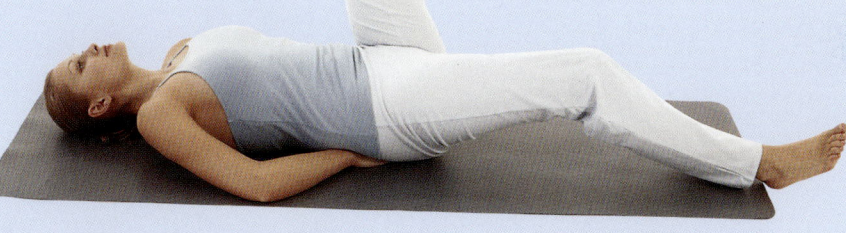

▼ 5 요근 운동 2

1 엉덩이를 바닥에 대고 벽에서 약간 떨어져 앉는다. 상체를 뒤로 기울여 머리를 벽에 대고, 양손으로 바닥을 단단히 짚는다. 양다리를 살짝 구부린 채로 몸쪽으로 들어올린다. 골반저근이 최대한 조여지도록 다리를 꼭 붙인 상태에서 길게 뻗어 몸이 V자가 되게 만든다.

2 천천히 양다리를 벌렸다 오므린다. 이때 벽을 지지대로 이용하여 등은 최대한 곧게 펴려고 노력한다.

운동 횟수 다리를 벌렸다 오므리기를 10회 반복한 후, 바닥으로 천천히 내려놓기
운동 종류 대퇴의 움직임에 관여하는 근육과 배가로근(복부 안쪽 근육)

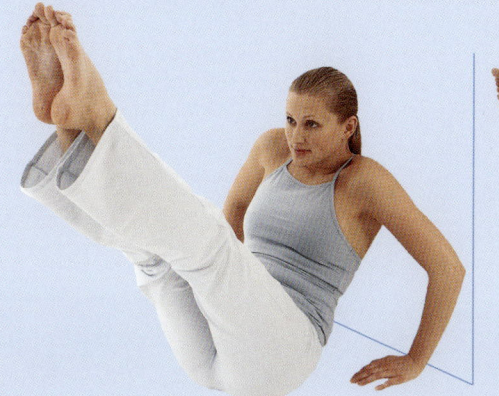

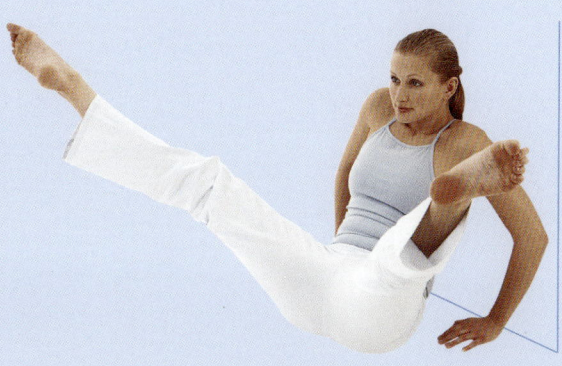

배와 옆구리 운동 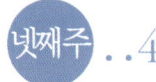 넷째주..4

▼ 1 발 감았다 풀기

1 잠시 동안 제자리걷기를 한 후, 양발을 가지런히 모은다. 다음의 순서대로 피겨스케이팅의 동작처럼 발 감았다 풀기를 시작한다. 1)왼발에 무게 중심을 실어 한 걸음 옆으로 보내며 몸도 따라간다. 2)오른발을 앞으로 내민다. 3)다시 왼발에 무게 중심을 실어 한 걸음 옆으로 보낸다. 4)오른발을 왼발 옆에 갖다 붙인다.

2 위의 동작을 완전히 익힌 다음, 왼쪽으로 갔다가 오른쪽으로 가기를 반복한다. 중간중간 첫주에 했던 제자리 걷기와 뛰기(p64 참조)를 섞어서 실시한다. 적어도 10~15분간 쉬지 않고 할 것.

운동 종류 유산소 운동

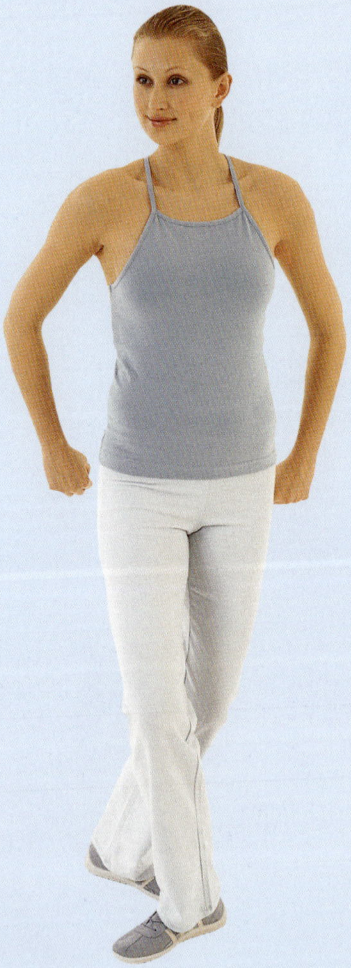

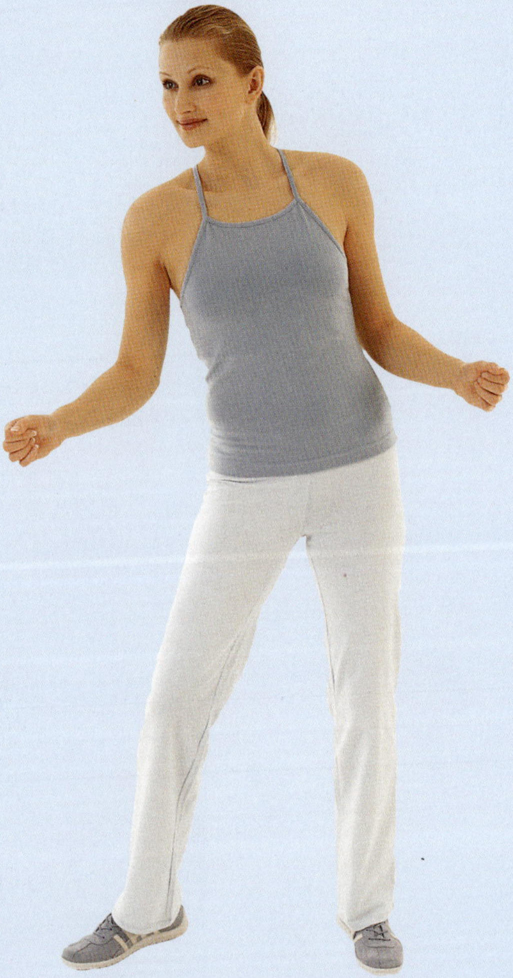

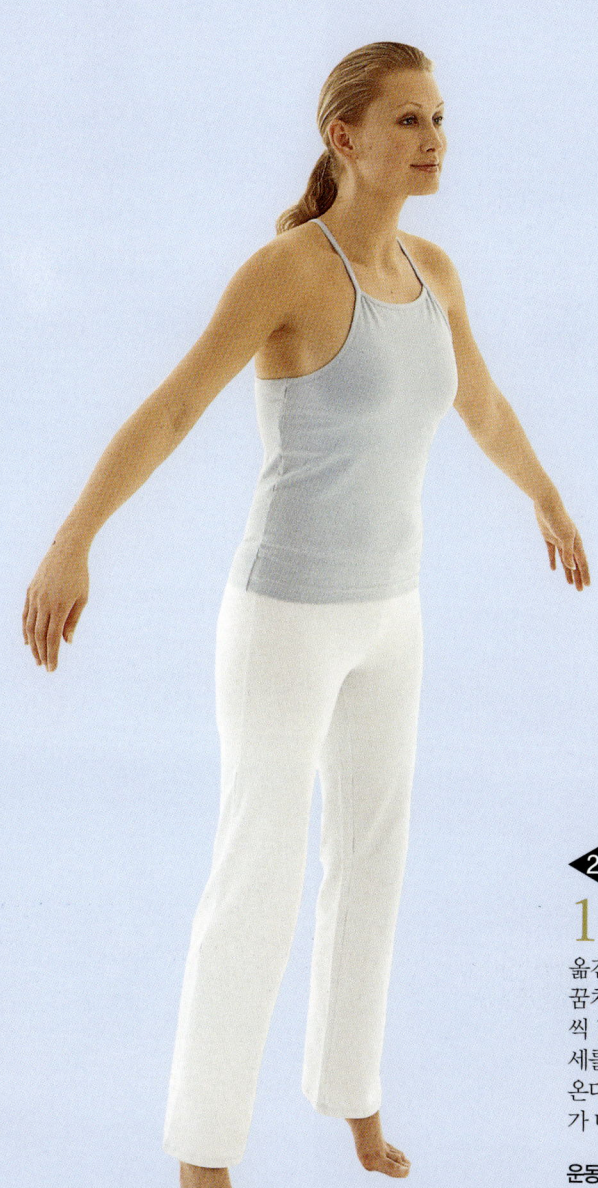

◀2 발뒤꿈치 들고 서기

1 발을 골반 넓이로 벌리고 선다. 천천히 발뒤꿈치를 들어올리며 온몸의 체중을 앞 부분으로 옮긴다. 발가락으로만 선다는 느낌이 들 때까지 뒤꿈치를 들어올린다. 규칙적으로 호흡을 하며 잠깐씩 발목이 밖으로 휘어지지 않았는지 확인한다. 자세를 계속 유지하다가 몸이 흔들리면 천천히 내려온다. 중간에 자세가 흐트러지면 발꿈치를 내렸다가 다시 시도한다. 3, 4회 정도 반복한다.

운동 종류 균형잡기

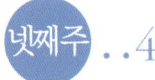

배와 옆구리 운동 넷째주 ..4

▶3 거꾸로 아치

1 손과 무릎을 골반 넓이로 벌려 바닥에 대고 엎드린다.

2 무릎을 바닥에서 살짝 들어올리고 다리를 뒤로 길게 뻗는다. 동시에 등을 뒤로 젖히며 고개를 위로 든다. 몸 전체가 아치를 뒤집어놓은 형태가 되도록 만든 후 복부가 처지지 않도록 당긴다. 숨이 5번 들고 날 때까지 자세를 유지한 후, 다시 무릎을 바닥에 내려놓는다.

운동 횟수 총 3회 실시
운동 종류 근육 운동-복부 근육 전반과
　　　　　　척추의 유연성

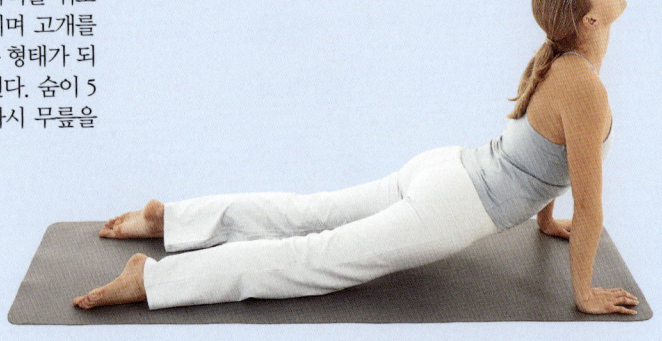

▼4 다리뻗기

1 바닥에 앉아 양무릎을 구부린다. 손을 뒤로 짚어 몸을 잘 지지해준다. 발을 바닥에서 약간 들어올린다.

2 상체를 뒤로 기울이며 양다리를 쭉 뻗되 다리가 바닥에 닿아서는 안 된다. 무릎이 완전히 펴질 때까지 뻗었다가 다시 시작 자세로 돌아온다. 이렇게 다리뻗기를 25회 반복한 후, 30초간 쉰다.

운동 횟수 25회씩 2세트 실시
운동 종류 근육 운동-복부 근육 전반, 특히 배가로근
　　　　　　(복부 안쪽 근육)

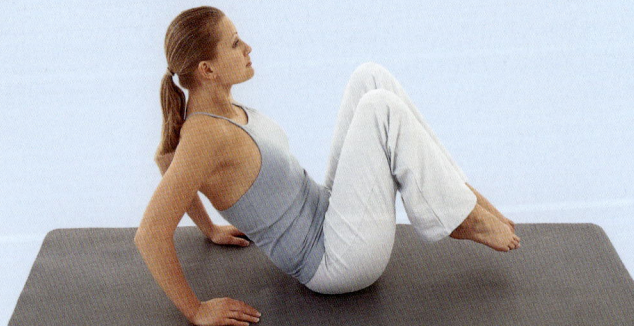

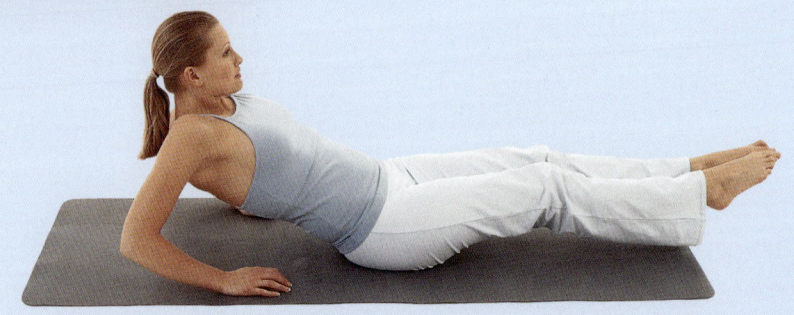

▼5 한 다리씩 들어올리기

1 팔꿈치를 바닥에 대어 몸을 지지한 채 뒤로 눕는다. 왼쪽 다리를 구부려 가슴 앞으로 당긴다.

2 왼쪽 다리를 위로 높이 뻗었다가 바닥에 닿을 때까지 천천히 내린다. 오른쪽 다리도 구부려 같은 요령으로 당겼다 들어준다. 이때 왼쪽 다리는 바닥에 붙어 있어야 한다. 양쪽 다리를 번갈아 가며 동작을 반복한다.

운동 횟수 다리를 바꾸어가며 4회씩 실시하고 30초 쉬기를, 총 3세트 반복

운동 종류 근육 운동−복직근 하부(아랫배)와 요근(대퇴의 움직임에 관여하는 근육)

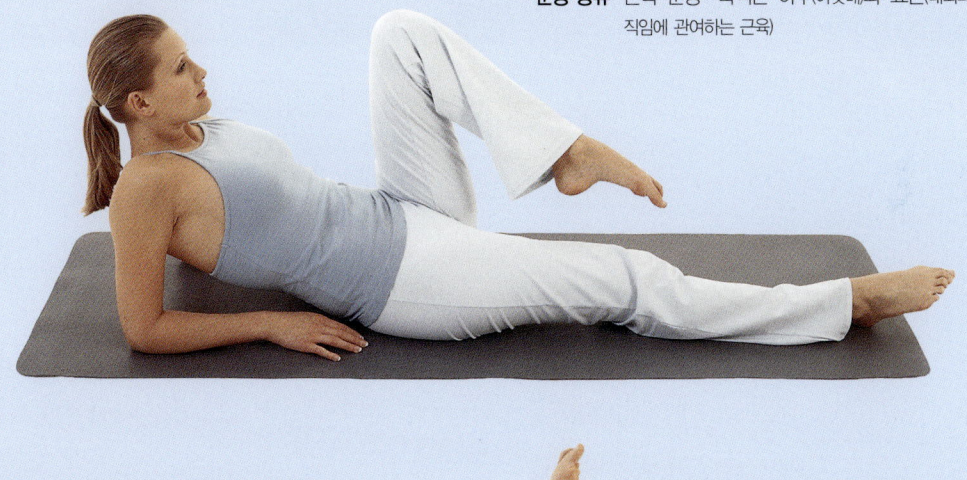

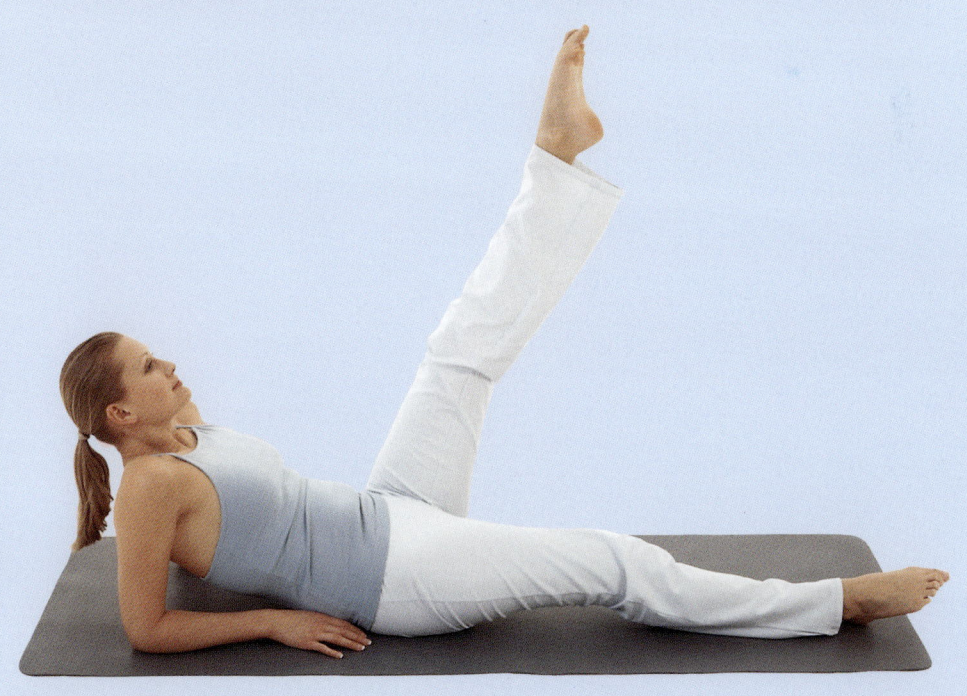

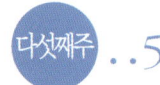

배와 옆구리 운동 다섯째주 ..5

■1 유산소 운동_컴비네이션1

아래의 운동들을 섞어서 최소 20
분간 실시한다.

• 제자리 걷기와 뛰기(p64 참조)
• 조깅(p66 참조)
• 사방치기놀이(p68 참조)
• 발 감았다 풀기(p70 참조)

4가지 운동을 번갈아가며 땀이 날
때까지 계속한다.

운동 종류 유산소 운동

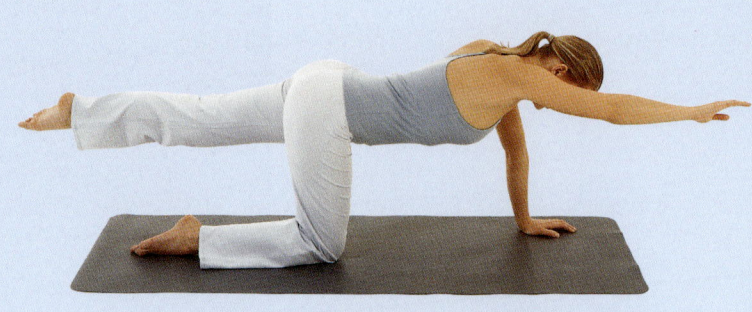

▲2 바닥 짚은 슈퍼맨 자세1

1 손과 무릎을 골반 넓이로 벌려 바닥을 짚고 엎
드린다. 등을 반듯하게 편다. 한 다리를 뒤로 곧
게 뻗으며 반대쪽 손을 앞으로 멀리 보낸다. 배를
단단히 수축시키고 발끝과 손끝으로 에너지를 발산
한다는 상상을 한다. 이렇게 하면 균형을 잡기 쉽고
관절도 잘 늘어난다.

2 팔과 다리의 방향을 바꾸어 실시한다. 이 과정
을 총 3회 반복한다.

운동 종류 균형잡기

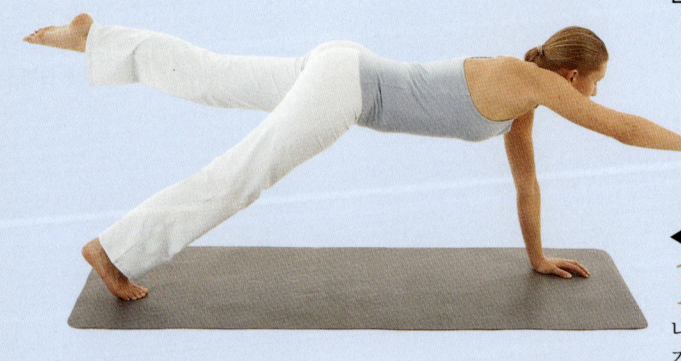

◀3 버티기3

1 양손과 양발 바닥을 짚고 엎드린다. 한 손과
그 반대편 발에 체중을 실으며 균형을 잡는다.
나머지 팔과 다리를 천천히 바닥에서 들어올린다.
강한 기운이 뻗어나간다는 느낌으로, 들어올린 팔
과 다리를 앞뒤로 길게 늘여 균형을 잡는다. 규칙적
으로 호흡하는 것도 잊지 말 것. 8초간 자세를 유지
한다.

운동 횟수 팔과 다리의 방향을 바꾸어 1회 더 실시
운동 종류 배가로근(복부 안쪽 근육)

body sculpting

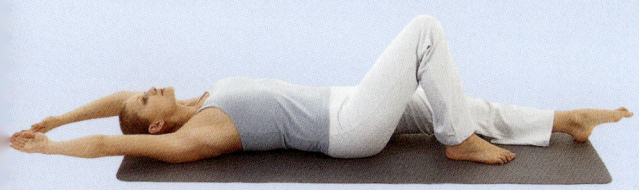

◀4 발끝으로 천장찌르기

1 바닥에 등을 대고 누운 후, 팔을 머리 위로 길게 뻗는다. 한 다리를 구부려 발바닥으로 바닥을 짚고 반대편 다리를 곧게 뻗는다.

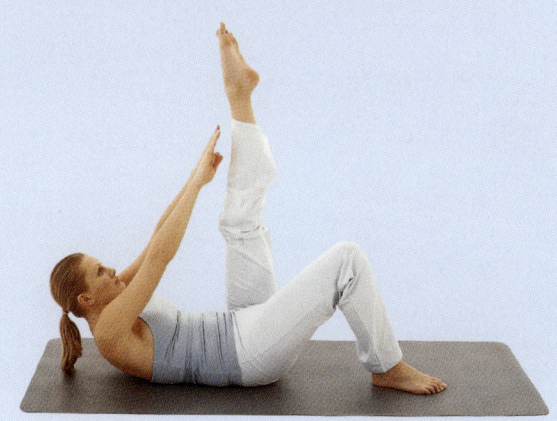

2 배에 힘을 주면서 위로 뻗어놓은 다리를 향해 양팔을 들어올린다. 몸통 중앙부를 강하게 수축시키며 그 힘으로 상체를 들어올려 손끝을 발끝에 대려고 노력한다. 상체와 다리를 다시 바닥에 떨어뜨린다. 다리를 바꾸어 실시한다.

운동 횟수 전 과정을 10회 반복한 후, 다리를 바꾸어 실시
운동 종류 근육 운동-복부 근육 전반과 요근

▶5 비스듬히 다리뻗기

1 무릎을 구부리고 바닥에 앉은 후, 양손을 뒤로 짚어 몸을 지지한다. 발가락은 바닥에 살짝 닿아 있되 완전히 내려놓지 않는 상태를 유지한다.

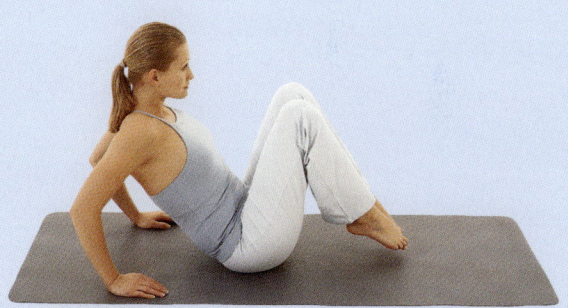

2 상체를 뒤로 기울이며 양다리를 왼쪽으로 뻗는다. 이때 다리가 바닥에 닿아서는 안 된다.

3 다리를 다시 처음의 자세로 거둬들인 후, 앞으로 길게 뻗는다. 그리고 다시 거둬들였다가, 이번에는 오른쪽으로 길게 뻗는다. 이렇게 왼쪽, 중앙, 오른쪽의 순으로 반복한다.

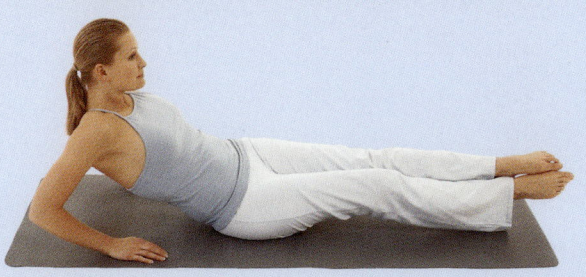

운동 횟수 다리 굽혔다 뻗기를 15회 반복한 후, 잠시 쉬었다가 다시 15회 실시
운동 종류 근육 운동-복부 근육 전반

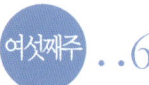

배와 옆구리 운동 여섯째주 ..6

1 유산소 운동_컴비네이션 2

아래의 운동들을 섞어서 최소 30분 간 실시한다.

- 제자리 걷기와 뛰기(p64 참조)
- 조깅(p66 참조)
- 사방치기놀이(p68 참조)
- 발 감았다 풀기(p70 참조)

운동의 종류를 바꿀 때마다 '별처럼 뛰어오르기(p104 참조)'를 15회씩 해 준다. 심박수가 한층 더 올라가서 강 한 운동 효과를 볼 수 있다.

운동 종류 유산소 운동

2 등 말아내리기

1 바닥에 앉아 무릎을 구부린다. 발을 바닥에 내 려놓고 팔을 앞으로 길게 뻗는다. 아래쪽부터 등뼈 하나하나를 바닥을 향해 눌러준다는 느낌으로 천천히 상체를 뒤로 기울인다. 45도 각도로 기울어 졌을 때 멈추고 10초간 유지한다. 배에 힘을 주어 균형을 잡고 있다가 다시 위로 올라온다.

운동 종류 균형잡기

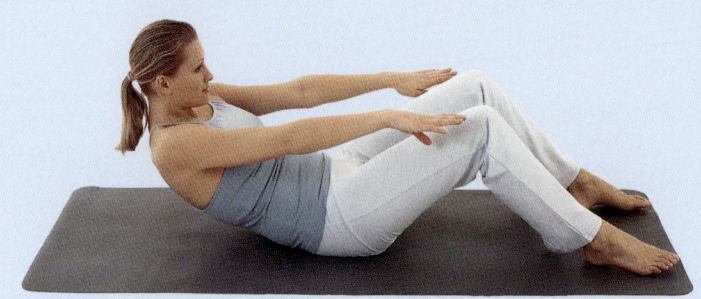

3 다리 들고 윗몸일으키기 2

1 등을 대고 누워서 양다리를 위로 들어 수직으 로 뻗는다. 발가락도 천장 쪽으로 쭉 뻗고 손을 머리 뒤로 붙인다. 다리 들고 윗몸일으키기 1(p65 참조)에서와 같이 윗몸일으키기를 10회 반복한다.

2 한 다리는 곧게 편 상태에서 다른 쪽 무릎을 구 부리고, 윗몸일으키기를 10회 반복한다. 다리 를 바꾸어 10회 반복한다. 마지막으로 양다리를 위 로 뻗은 채 윗몸일으키기를 10회 반복한 뒤, 쉰다.

운동 횟수 다리 들고 윗몸일으키기 1과 2를 연결하여 전 과 정을 1회 실시
운동 종류 근육 운동-배가로근(복부 안쪽 근육)과 복직근(윗 배와 아랫배)

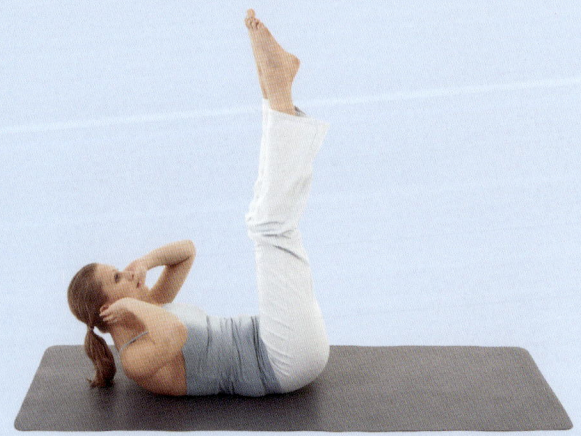

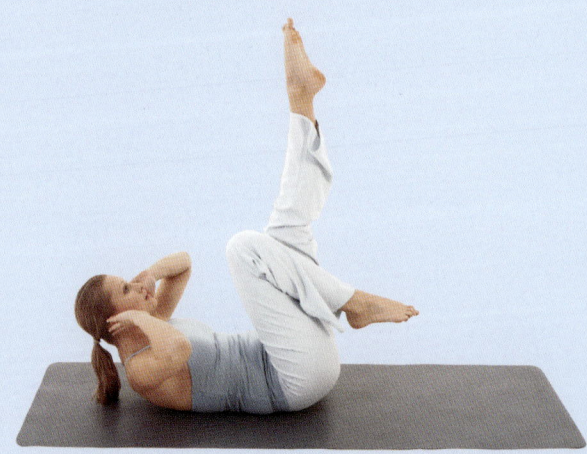

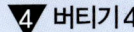

▼ 버티기4

1 버티기 2(p68 참조)의 자세를 취하되 다른 사람이 양다리를 들어준다. 이 자세를 30초간 유지한다. 이때 다리를 들어주는 사람은 무릎을 구부려야 관절에 무리가 가지 않는다. 자세를 유지할 때는 마치 널빤지처럼 몸이 들렸다 내려질 수 있을 정도로 몸 전체에 꼿꼿하게 힘을 준다.

운동 횟수 총 2회. 1회 실시한 후 충분히 쉬었다가 다시 한
　　　　　번 반복
운동 종류 근육 운동－배가로근(복부 안쪽 근육)

▷ 요근 운동3

1 이 동작은 요근 운동 2(p69 참조)와 비슷하지만 머리를 벽에 기대지 않는 것이 다르다. 무릎을 구부린 채 바닥에 앉은 후, 양손을 뒤로 짚어 몸을 지지한다. 상체를 뒤로 기울이며 양다리를 몸쪽으로 끌어올린다. 다리를 꼭 붙인 상태에서 위로 길게 뻗어서 몸 전체가 V자가 되게 만든다.

2 이 자세에서 다리를 V자 모양으로 넓게 벌렸다 모은다.

운동 횟수 다리 벌렸다 모으기를 20회 반복한 후, 바닥으로
　　　　　천천히 내리기
운동 종류 근육 운동－요근, 배가로근, 대퇴사두근(허벅지 앞
　　　　　쪽 근육)

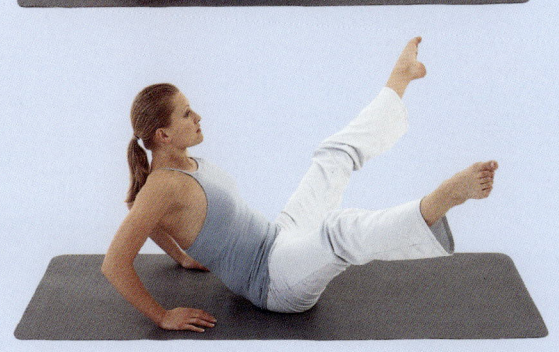

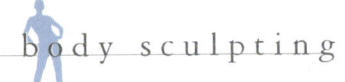

배와 옆구리 운동 · · 마무리 스트레칭

▼1 코브라 자세

1 바닥에 배를 대고 누워서 양손으로 어깨 아래 쪽 바닥을 짚는다.

2 양손으로 천천히 바닥을 밀며 머리와 어깨를 들어올리고 등을 뒤로 젖힌다. 골반은 바닥쪽으로 밀어서 복부가 잘 늘어나게 해준다. 8~10초간 유지한 후 천천히 내려왔다가 다시 올라간다.

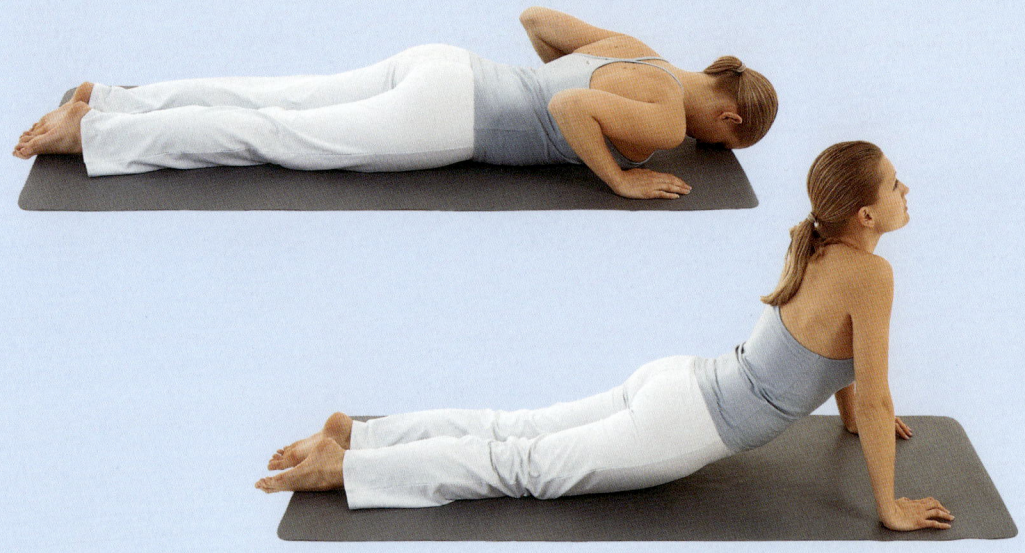

▼2 무릎감싸안기

1 등을 대고 바닥에 누운 후, 양무릎을 가슴 쪽으로 끌어당긴다. 양손으로 무릎을 감싸안고 잠시 규칙적으로 호흡한다.

2 숨을 들이마셨다가 내뱉을 때마다 무릎을 가슴 쪽으로 조금씩 더 끌어당긴다. 그러면 허리 쪽이 늘어나는 느낌이 올 것이다. 8~10초간 유지하다가 풀기를 반복한다.

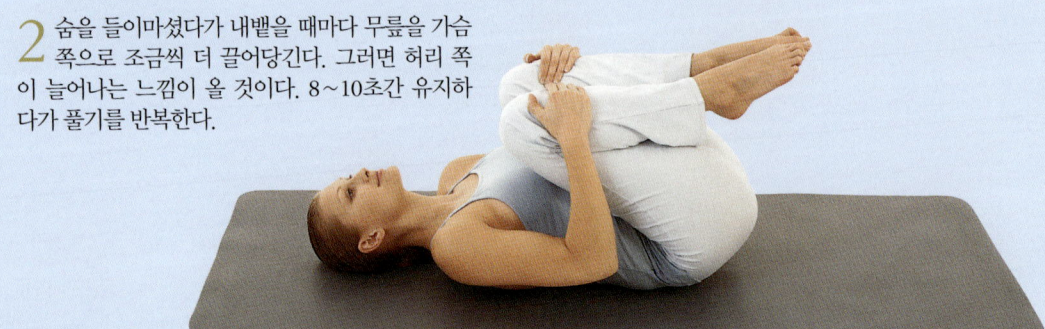

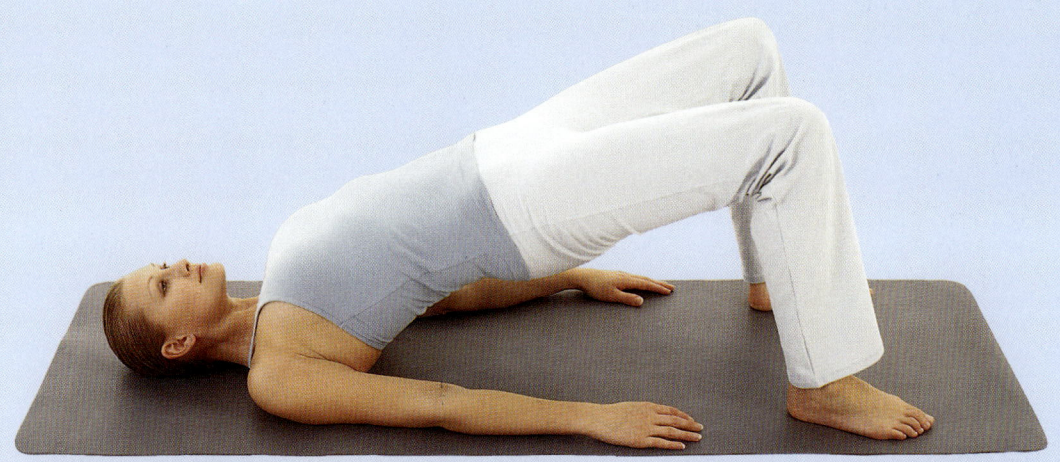

▲3 누워서 엉덩이들어올리기

1 등을 대고 누운 다음, 무릎을 구부리고 발바닥으로 바닥을 짚는다. 엉덩이를 위로 들어올려 20초간 자세를 유지한다. 이때 엉덩이를 최대한 높이 들어올려서 복부 근육이 늘어남을 느낀다. 이 자세는 엉덩이 근육을 강화시키고 몸 앞부분을 늘여서 이완시켜주는 효과가 있다.

▼4 몸 아래위로 늘이기

1 바닥에 등을 대고 누워서 양팔을 머리 위로 보낸다. 발끝을 곧게 뻗은 다음, 몸을 위와 아래로 최대한 늘여준다.

2 다시 몸의 긴장을 풀고 숨이 15번 들고 날 때까지 휴식을 취하며 이완된 근육이 주는 느낌을 기분 좋게 받아들인다.

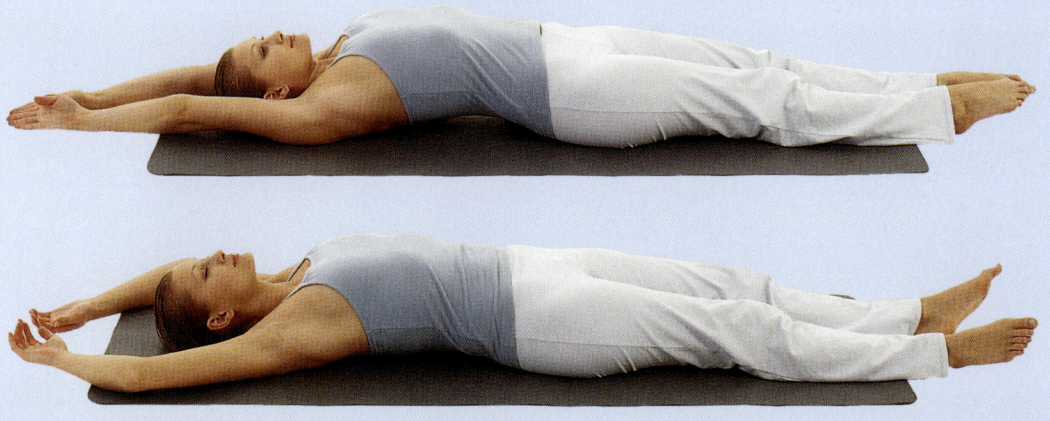

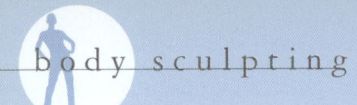
엉덩이와 골반 운동 ·· 워밍업

만족할 만한 결과를 얻으려면 지금부터 소개할 엉덩이와 골반 운동을 6주 동안 일주일에 3~4회씩 꾸준히 하도록 한다. 운동을 할 때는 항상 다음의 워밍업 운동으로 시작해서 96쪽에 나오는 스트레칭으로 마무리해야 한다.

··· 워밍업 운동

본격적인 엉덩이와 골반 운동에 들어가기 전, 원활한 혈액 순환을 위해 다음의 워밍업 동작들을 반드시 실시하도록 한다. 몸이 충분히 따뜻해져서 운동할 준비가 되었다고 느껴질 때까지 최소한 10분 정도는 다음의 동작들을 반복한다.

우선, 무릎을 높이 올리고 팔을 힘차게 흔드는 5분간의 제자리걷기를 한 뒤에 1번 동작으로 들어간다. 그리고 다음 동작으로 넘어갈 때마다 다시 30~40초간 제자리걸음을 먼저 해주어 몸의 적응 속도를 높이도록 한다.

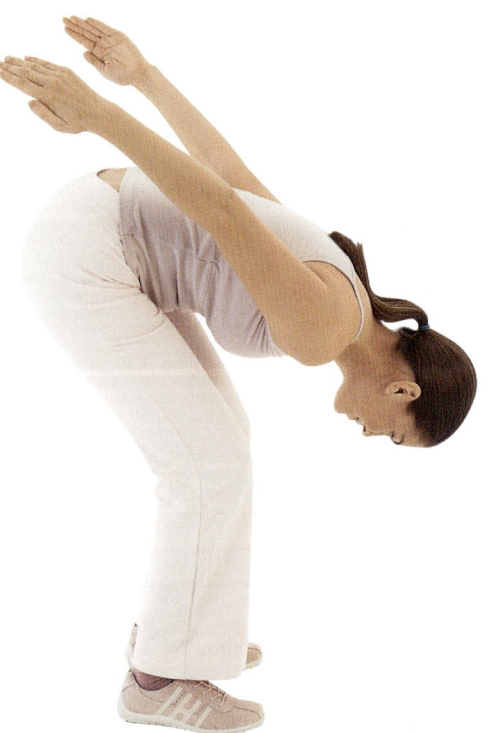

◀ 양팔로 그네타기

1 똑바로 서서 팔을 머리 위로 뻗는다. 배와 허벅지에 힘을 주어 근육을 단단히 당겨놓는다.

2 팔을 힘차게 내리며 몸을 앞으로 기울이고 무릎을 약간 굽힌다. 팔이 무릎 옆을 지나 등 뒤까지 가도록 보낸다. 뒤로 보낸 팔을 다시 위로 힘차게 올리면서 구부렸던 무릎을 편다. 빠르고 힘차게 팔을 내젓는 동작을 8~10회 정도 반복한다. 좀더 강한 효과를 얻고 싶으면 팔을 내린 후 제자리에서 한 번 뛰어도 좋다. 이 동작은 혈액 순환과 체온 상승 효과가 있다.

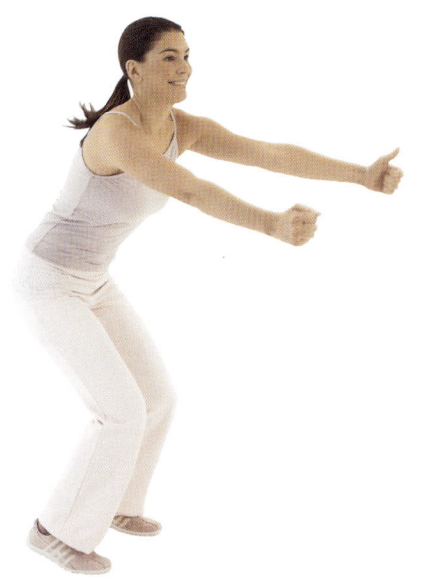

▲2 회전 활강 자세

1 스키를 타고 장애물을 피해 회전 활강을 하는 듯한 동작을 취하다가 높이 뛰어오른다. 착지를 할 때도 스키 동작처럼 양팔을 몸 뒤로 보내고 골반을 한쪽으로 민다. 다시 같은 요령으로 점프를 하며 골반을 이전과는 반대 방향으로 밀어준다.

2 10번 점프한다. 팔도 함께 이용해야 체온 상승이 더 빨라진다.

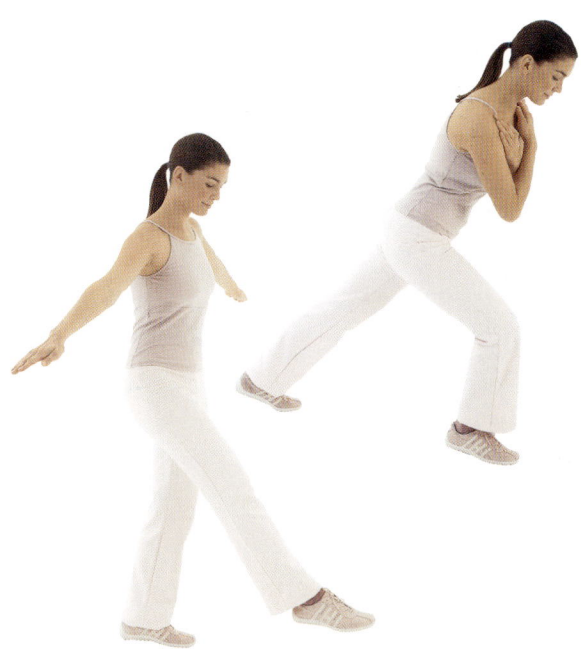

▼4 옆으로 뛰기

1 양발을 가지런히 모아서 선 뒤, 한 쪽 발을 한 걸음 옆으로 옮기고 양발끝을 약간 바깥쪽으로 틀어놓는다. 허리를 꼿꼿하게 편 상태에서 몸을 낮추고 무릎을 양옆으로 밀어내어 쁠리에 자세(발레 동작의 하나. p83 참조)를 취한다. 이 상태에서 발로 바닥을 미는 듯이 해주면서 몸을 펴준다. 다시 발을 가지런히 모으고 무릎을 편다. 같은 요령으로 발을 바꾸어 실시한다.

2 1번 동작에 익숙해지면 사이에 점프 동작을 끼워넣는다. 옆으로 내민 발을 밀어 올릴 때, 점프를 하며 반대발과 발의 위치를 바꾼다. 발의 위치가 한 번 바뀌는 것을 1회로 보았을 때, 8~10회 정도 반복하는 것이 좋다. 이 동작은 엉덩이 근육 단련을 위한 준비 동작으로 효과적이다.

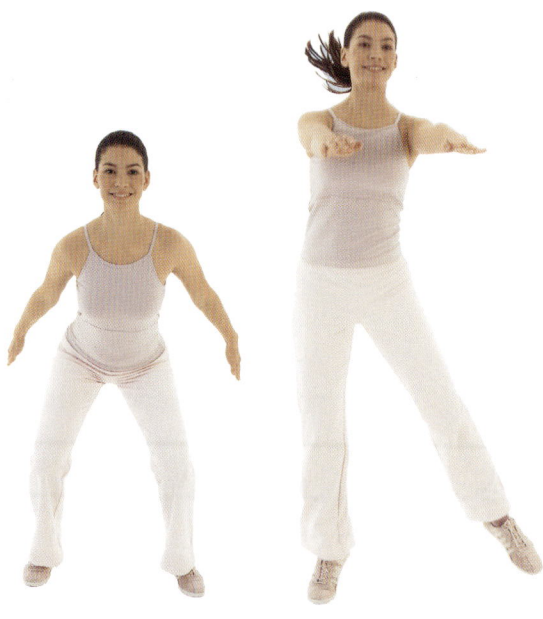

◀3 앞으로 몸기울이기

1 똑바로 선 다음, 한 발을 앞으로 성큼 내짚어 런지 자세를 취한다. 다시 앞에 놓인 발을 뒤로 가져와 바로 선다. 발을 거둬들여 다른 한 쪽 발 옆에 내려놓기 직전에 몇 초간 무게 중심을 잡는다.

2 양발을 번갈아가며 이런 동작을 10회 반복한다. 점점 익숙해지면 다리를 앞으로 내밀 때 상체도 같이 기울여본다.

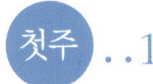
엉덩이와 골반 운동　첫주 ..1

1 제자리 걷기와 뛰기

1 80쪽의 설명처럼 먼저 제자리걸음을 1분간 실시하되, 이번에는 다리를 좀더 높이 들어 올리고 팔을 더 힘차게 흔든다.

2 이제 다리를 내리면서 발로 바닥을 힘차게 굴러 제자리걸음을 제자리뛰기로 바꾼다. 2분간 제자리에서 뛴다.

3 제자리걷기와 제자리뛰기를 번갈아 15분간 실시한다.

운동 종류 유산소 운동

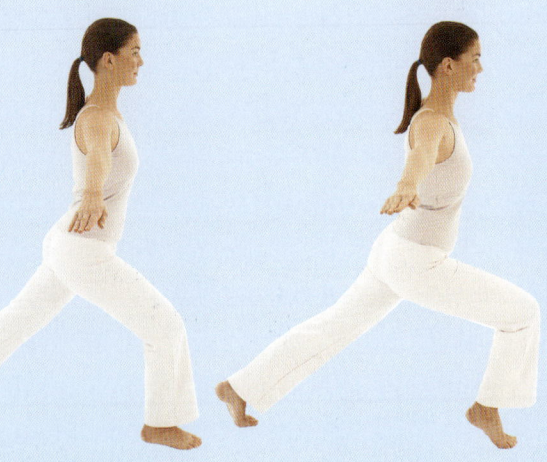

2 런지 자세 1

1 한 다리를 뒤로 보내 런지 자세를 취한 후, 팔을 양옆으로 길게 뻗는다. 척추는 꼿꼿하게 세우고 앞에 놓인 다리를 적당한 각도로 구부린다. 이렇게 하면 발뒤꿈치가 바닥에서 떨어지게 된다. 자세를 취한 채, 몇 초 동안 균형을 잡고 동시에 체중을 양발에 고르게 나눠 실으며 그 느낌을 느껴본다.

2 앞에 놓인 발의 뒤꿈치를 들고 잠깐 자세를 유지한다. 다리의 방향을 바꾼다.

운동 종류 균형잡기

3 엉덩이 들었다 내리기 1

1 누워서 무릎을 굽히고 발바닥으로 바닥을 짚는다. 엉덩이를 최대한 바닥에서 높이 들어 올린다. 엉덩이 근육과 움직임의 탄력을 이용하여 엉덩이 들었다 내리기를 10회 반복한다.

2 잠깐 쉬었다가 10회씩 반복하는 요령으로 한다. 모두 마친 후, 엉덩이를 바닥에 내려놓고 쉰다.

운동 횟수 10회씩 4세트 이상 실시
운동 종류 근육 운동–엉덩이 근육

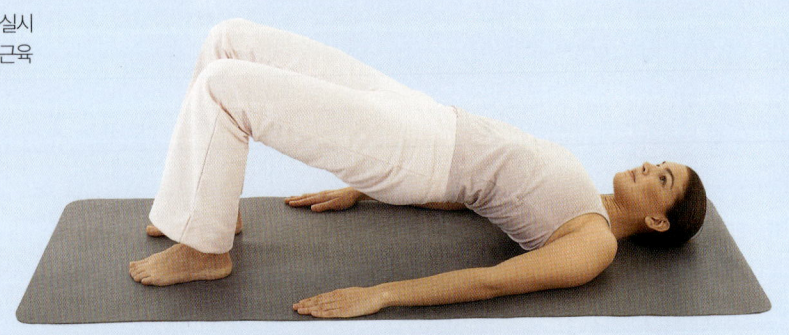

▶4 테이블 자세 1

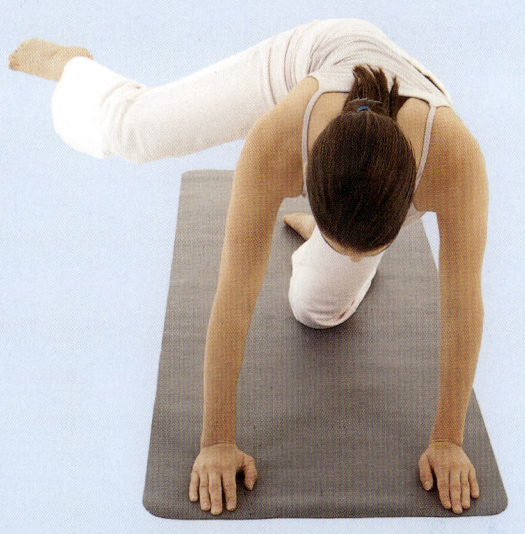

1 양손과 무릎을 바닥에 대고 엎드린다. 등을 반듯하게 편다. 한 쪽 다리를 들어 무릎을 구부린 채 옆으로 보낸다. 바닥을 짚고 있는 양손과 한 쪽 무릎에 체중을 골고루 실어 균형을 잡는다.

2 허벅지와 골반 양옆쪽 근육이 뻐근해오는 느낌이 들 때까지 자세를 유지한다. 그리고 나서 옆으로 뻗은 다리를 다시 약간 위로 올렸다 내리기를 10회 반복한다. 다리를 바꾸어 되풀이한다.

운동 횟수 양다리에 10회씩 4세트 실시
운동 종류 근육 운동 – 요근(대퇴의 움직임에 관여하는 근육)과
둔근(엉덩이 근육)

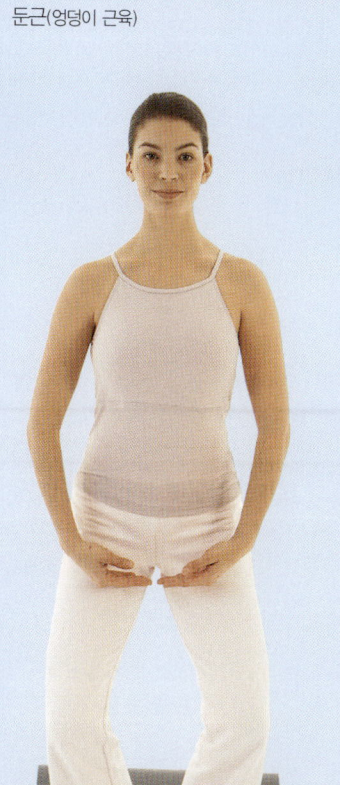

◀5 쁠리에 1

1 양발을 가지런히 모으고 바로 선다. 손은 양옆에 자연스럽게 내려놓는다. 체중을 발뒤꿈치로 옮겨서, 발뒤꿈치를 붙인 채 앞 부분을 넓게 벌린다. 허벅지 위쪽과 엉덩이 근육을 사용하면 보다 쉽다. 이때 무릎도 자연스럽게 바깥쪽을 향하게 되는데 이런 움직임들이 골반에서부터 아래로 내려간다는 느낌으로 동작을 취한다.

2 이 상태에서 천천히 무릎을 구부리고 몸을 낮춘다. 바닥에서 발뒤꿈치가 떨어지지 않는 범위 내에서 최대한 무릎을 굽힌다. 무릎을 굽힐 때는 다리가 바깥쪽으로 틀어진 상태를 유지하여야 하며 무릎과 발가락은 같은 각도로 벌어져 있어야 한다.

운동 횟수 천천히 구부렸다 펴기를 5회 반복
운동 종류 근육 운동 – 요근과 둔근

엉덩이와 골반 운동 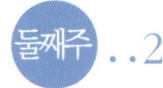 둘째주 ..2

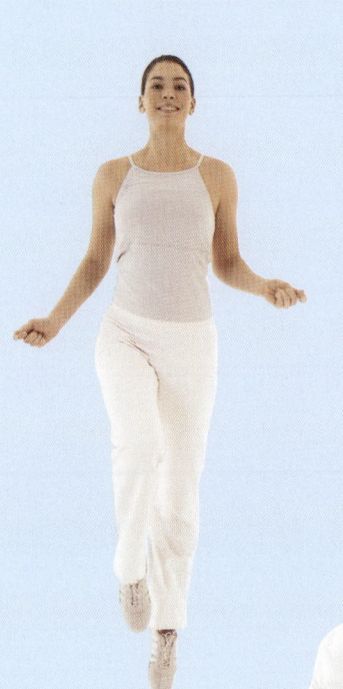

◀①줄 없는 줄넘기

1 마치 손에 줄을 쥐고 줄넘기를 하듯 발 앞부분으로 점프한다. 손도 줄넘기를 할 때처럼 움직여준다.

2 앞과 뒤로 줄을 넘듯 뛰는 동작을 15분간 쉬지 않고 한다. 이 운동은 체온 상승에 탁월한 효과가 있다.

운동 종류 유산소 운동

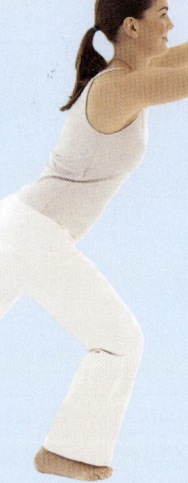

▼③ 골반들기

1 바닥에 앉아 양다리를 앞으로 뻗고 양손을 뒤로 짚어 몸을 지지한다. 그리고 골반을 위로 들어올려 손과 발뒤꿈치에 체중을 실은 후, 잠시 유지한다.

2 엉덩이 근육을 수축시키며 골반을 최대한 높이 든 상태를 유지한다. 규칙적으로 호흡하며 골반을 약간 떨어뜨렸다가 엉덩이 근육을 잡아당기며 다시 위로 올린다.

운동 횟수 골반 들었다 내리기를 10회 반복한 후 완전히 내려서 잠시 휴식. 다시 들어서 자세를 유지한 후, 들었다 내리기를 10회 실시
운동 종류 근육 운동-엉덩이 근육

▲② 런지 자세 2

1 런지 자세(p82 참조)를 취한다. 앞으로 내민 발의 뒤꿈치를 바닥에 붙인 채로 균형을 잡는다.

2 뒤쪽 발로 바닥을 밀어 뒤꿈치를 든다. 무게 중심을 완전히 앞쪽 발로 옮긴 다음, 뒤쪽 발의 발톱이 바닥에 닿게 한다. 이 자세에서 앞쪽 다리를 구부리며 뒤쪽 다리를 몸에서 멀리 밀어낸다. 팔을 앞으로 뻗으며 천천히 몸을 내린 후 자세를 유지했다가 천천히 몸을 올린다. 다리의 방향을 바꾼다.

운동 종류 균형잡기

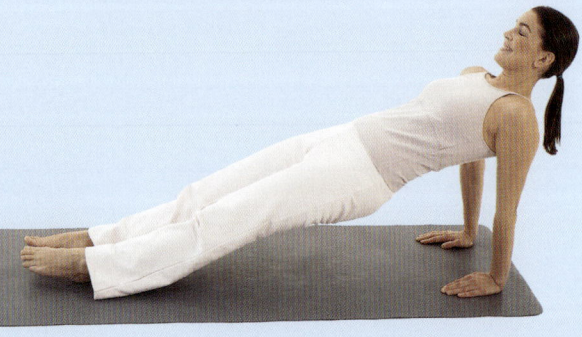

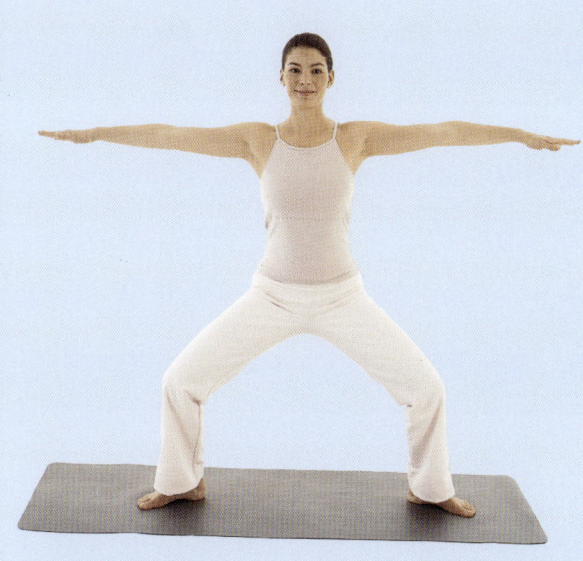

▶4 쁠리에 2

1 두 다리를 벌리고 똑바로 선다. 양다리를 바깥쪽으로 약간 틀어놓는다. 이때 다리 맨 윗부분부터 발끝까지 확실하게 틀도록 한다.

2 팔을 양옆으로 수평이 되게 들어올린 후, 천천히 무릎을 구부린다. 등이 굽지 않고, 발뒤꿈치가 바닥에서 떨어지지 않는 범위 안에서, 최대한 무릎을 구부리고 엉덩이를 바닥 쪽으로 민다. 그대로 자세를 유지한 채, 천천히 무릎을 편다.

운동 횟수 8회 반복 후, 다리를 털어서 긴장을 풀어주고 다시 8회 반복
운동 종류 근육 운동-요근과 엉덩이 근육 전반

▶5 엎드려 웅크렸다 펴기

1 양손과 무릎을 바닥에 대고 엎드린다. 등을 반듯하게 편다. 한쪽 무릎을 바닥에서 들어올리고, 등과 배 근육을 수축시킨다. 고개를 말아 넣고 무릎을 끌어올려 최대한 코 가까이에 붙인다.

2 끌어올렸던 다리를 다시 부드럽게 뒤로 뻗어올린다. 엉덩이 근육이 수축되는 느낌에 집중한다.

운동 횟수 전 동작을 10회 반복한 후, 다리의 방향을 바꾸어 다시 10회 실시
운동 종류 근육 운동-엉덩이 근육

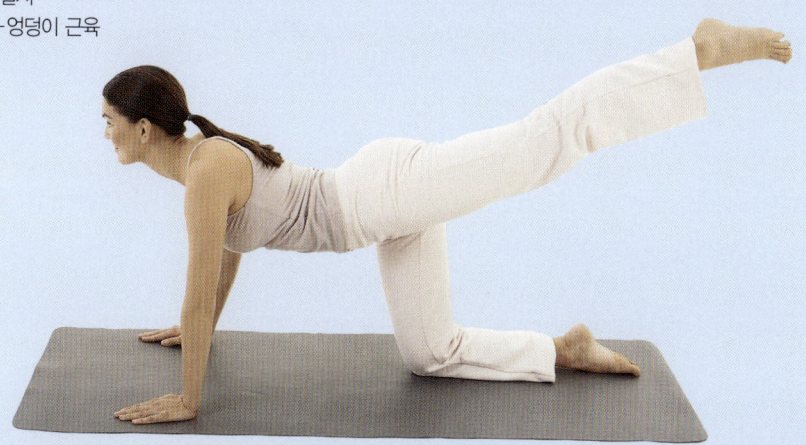

엉덩이와 골반 운동 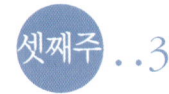 셋째주 ..3

▶ 1 V자 그리며 손발바꾸기

1 다리를 넓게 벌리고 서서 양손을 골반 위에 올려놓는다. 무릎을 깊게 구부렸다가 한 쪽 다리만 곧게 뻗으면서 몸이 기울어지게 올라온다. 뻗은 다리의 발끝이 바닥에 살짝 닿을 정도까지 올라온 후, 멈춘다. 그리고 다시 양무릎을 구부려 내려간 후, 이번에는 반대쪽 다리를 펴며 올라온다.

2 1번 동작에 익숙해지면, 이번에는 다리를 구부렸다 올라올 때 양팔도 펴는 다리와 반대 방향으로 들어올린다. 팔과 다리의 연결 동작을 15분간 계속한다.

운동 종류 유산소 운동

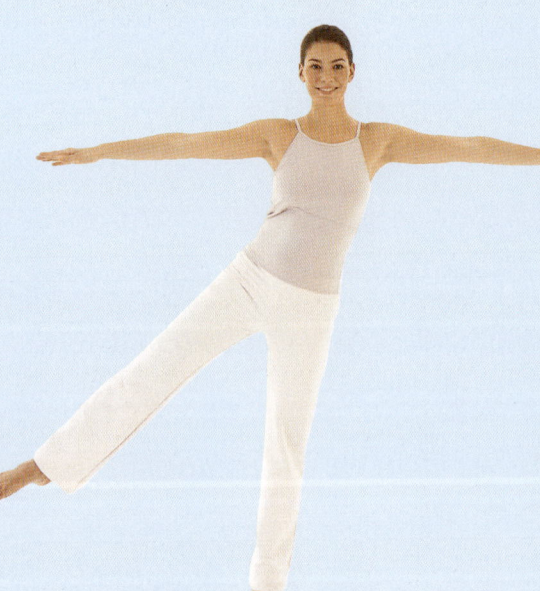

▶ 2 한 다리로 서서 한 다리 뻗기

1 허리를 반듯하게 세우고 한 다리로 서서, 반대편 다리를 옆으로 뻗는다. 두 무릎을 서로 잡아당긴다는 느낌으로 힘을 주어 다리를 곧게 편다. 팔을 양옆으로 뻗고 배를 잡아당겨 균형을 잡는다. 숨이 10번 들고 날 때까지 유지한 후, 다리를 바꾼다.

운동 종류 균형 잡기

▶ 3 엉덩이 들었다 내리기 2

1 등을 바닥에 대고 누워 엉덩이 들었다 내리기1 (p82 참조)을 한 세트(10회) 실시한다.

2 엉덩이를 바닥에서 들어올린 후, 한 쪽 다리를 수직으로 들고 양손바닥으로 바닥을 누른다. 들어올린 다리를 아래위로 가볍게 올렸다 내리기를 10회 반복한다. 엉덩이 근육이 단련되고 있다는 느낌을 강하게 받게 될 것이다.

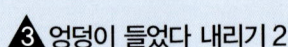

운동 횟수 엉덩이 들었다 내리기1 10회, 2번의 다리 올렸다 내리기 10회→잠시 휴식→다리의 방향을 바꿔서 엉덩이 올렸다 내리기1 10회→다리 올렸다 내리기 10회

운동 종류 근육 운동-엉덩이 근육

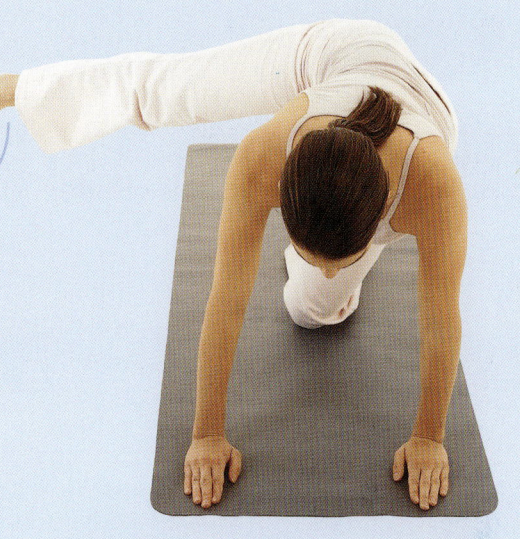

▶ ④ 테이블 자세 2

1 테이블 자세 1(p83 참조)과 마찬가지로 양손과 무릎을 바닥에 대고 엎드린 후 한 쪽 다리를 펴서 허벅지와 바닥이 평행을 이루도록 옆으로 뻗어준다.

2 이 자세에서 다리를 조금 더 늘여 완전히 펴준다. 이제 뻗어놓은 다리 끝에 공을 대고 있고 발끝으로 그 공을 쓰다듬는다는 느낌으로 다리를 둥글게 돌린다. 한 번은 시계 방향으로 다시 한 번은 반대 방향으로 8회 반복한 다음, 다리를 바꾸어 실시한다.

운동 횟수 양다리에 8회씩 4세트 실시
운동 종류 근육 운동−요근(대퇴의 움직임에 관여하는 근육)과
　　　　　　둔근(엉덩이 근육)

◀ ⑤ 의자 짚은 아라베스크

1 똑바로 선 자세에서 앞으로 몸을 기울여 의자 위에 두 손을 짚는다. 복부를 수축하여 몸을 지탱하며 한 다리를 뒤로 올려 발끝까지 뻗어준다. 다리는 최대한 높이 들어올린다.

2 뻗은 다리를 천천히 아래로 내린다. 동작을 하는 동안, 서 있는 다리는 무릎에 힘을 주어 곧게 펴고 있어야 한다. 양쪽 골반뼈가 틀어지지 않고 의자와 수평을 유지하도록 주의를 기울인다.

운동 횟수 양다리에 10회씩 반복
운동 종류 근육 운동−엉덩이 근육

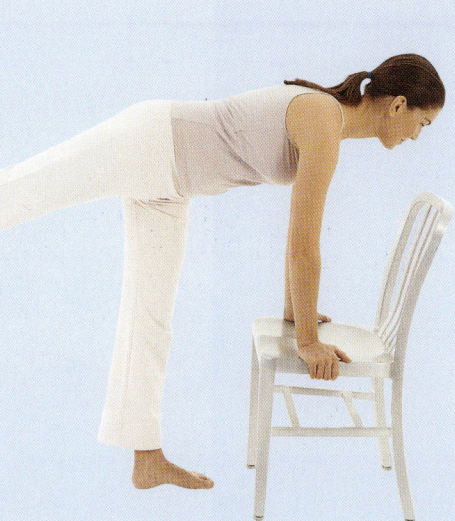

엉덩이와 골반 운동 넷째주..4

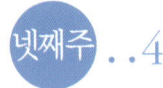

▼1 권투선수 조깅

1 제자리걸음으로 체온을 올려놓은 다음, 발끝으로 섰다가 발뒤꿈치로 가볍게 바닥을 치며 살짝살짝 앞으로 나아간다. 양손은 스파링을 하듯 턱 아래에 모은다. 권투를 하듯 발을 놀리며 앞뒤로 왔다 갔다 하며 돈다. 이렇게 15분간 쉬지 않고 뛴다.

운동 종류 유산소 운동

◀2 낮은 아라베스크

1 발레의 아라베스크처럼 똑바로 서서 한 쪽 다리를 들어올린다. 들어올린 다리를 뒤로 뻗으면서 상체를 약간 앞으로 기울이고 팔을 앞으로 뻗어 균형을 맞춘다. 복부를 수축시켜 균형을 잡는다. 몸을 최대한 길게 늘인다는 느낌으로 뻗어준다.

2 숨이 5번 들고 날 때까지 자세를 유지한 후, 다리를 바꾼다.

운동 종류 균형잡기

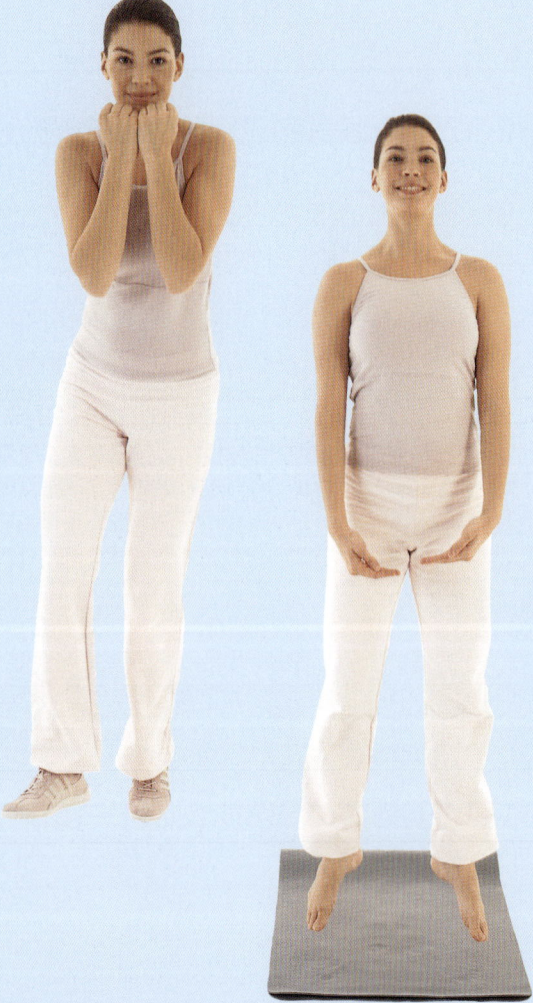

◀3 낮게 점프하기

1 똑바로 선 다음, 무릎을 살짝 구부려 점프할 준비를 한다. 바닥에 살짝 발을 대는 정도로 8번 낮게 점프한다. 발가락이 먼저 바닥에 닿은 다음 앞부분부터 뒤꿈치 순으로 발바닥이 바닥을 구르듯 착지를 해야 하며, 무릎은 살짝 구부려야 한다. 8번 점프한 후에는 다리를 털고 깊게 심호흡을 한다.

운동 횟수 8회씩 3세트, 각 세트 사이에 잠시 쉬기
운동 종류 근육 운동-요근과 엉덩이 근육

▶ 4 테이블 자세 3

1 테이블 자세 2(p87 참조)에서처럼 양손과 무릎을 바닥에 짚고 엎드린 다음, 한 다리를 뒤로 뻗는다. 배는 힘을 주어 당겨놓고, 뻗은 다리를 아래위로 5번 들었다 내린다. 등이 곧게 펴진 상태를 유지하는 한도 내에서 다리를 높이 들어올렸다가, 발끝이 바닥에 살짝 닿을 정도로 내리기를 반복한다.

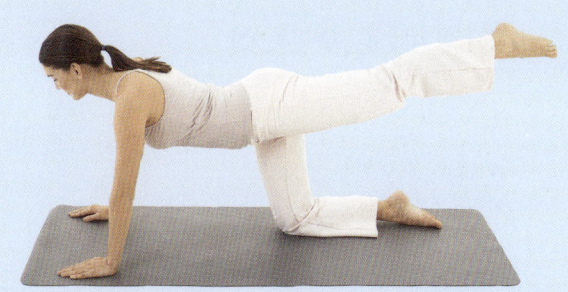

2 이번에는 다리를 곧게 뻗은 상태에서 옆으로 흔들기를 5회 반복한다. 등이 굽지 않도록 복부를 강하게 수축시킨다.

운동 횟수 다리를 바꾸어 같은 방법으로 실시
운동 종류 근육 운동−요근과 엉덩이 근육

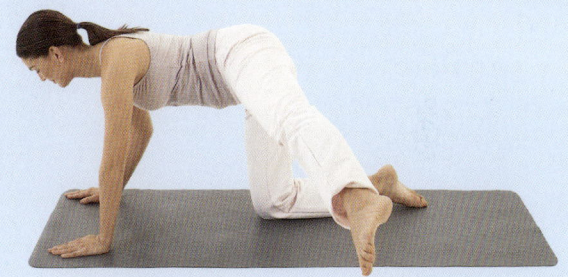

◀ 5 쁠리에 3

1 두 발을 골반 넓이로 벌리고 선 후, 양발끝을 바깥 쪽으로 약간 틀어놓는다. 동작을 3단계로 나누어 실시한다. 1단계, 무릎을 구부리고 골반을 밀어서 엉덩이를 뒤로 뺀다. 즉, 엉덩이가 일반적인 쁠리에와는 다르게 다리 사이로 내려가지 않는다.

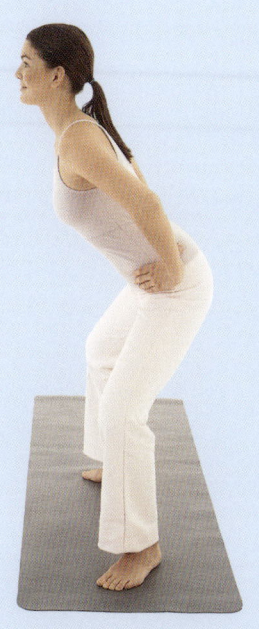 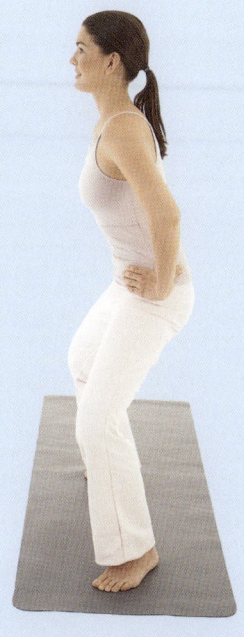

2 2단계, 복부를 수축시키며 골반을 앞으로 밀고 항문을 조이듯 엉덩이 사이를 좁혀서 골반을 두 다리 사이에 위치시킨다.

3 3단계, 천천히 무릎을 펴서 시작 자세로 되돌아온다.

운동 횟수 3단계 동작을 10회 반복한 후, 쉬었다가 다시 10회 반복
운동 종류 근육 운동−엉덩이 근육 전반과 요근

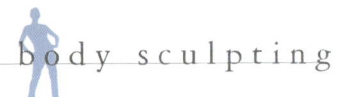

엉덩이와 골반 운동 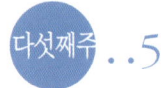 다섯째주..5

1 유산소 운동_컴비네이션 1

아래의 운동을 섞어서 25분간 쉬지
않고 한다.

- 제자리 걷기와 뛰기(p82 참조)
- 줄 없는 줄넘기(p84 참조)
- V자 그리며 손발바꾸기(p86 참조)
- 권투선수 조깅(p88 참조)

체지방이 연소되는 시점에 도달할
때까지 중간에 잠깐씩 조깅을 하면
서 운동의 형태를 계속 바꿔가도록
한다.

운동 종류 유산소 운동

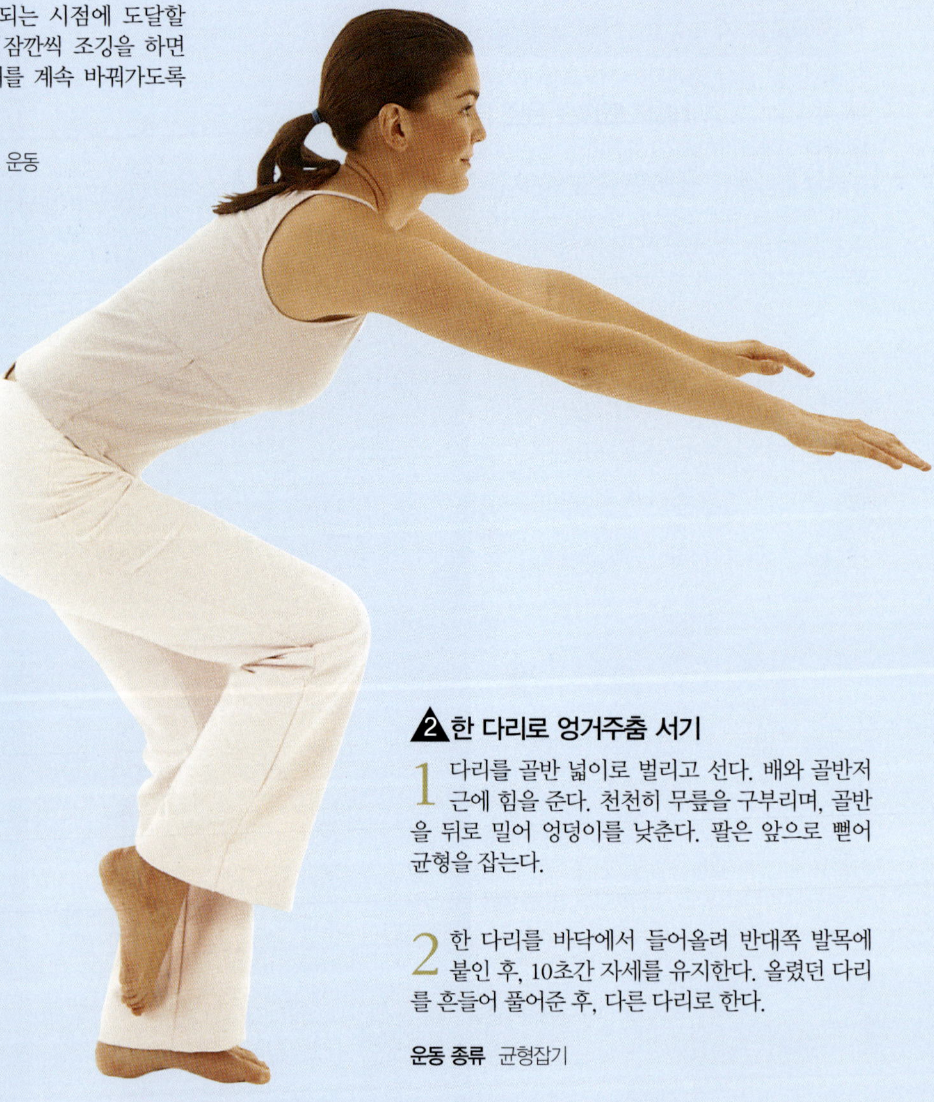

2 한 다리로 엉거주춤 서기

1 다리를 골반 넓이로 벌리고 선다. 배와 골반저
근에 힘을 준다. 천천히 무릎을 구부리며, 골반
을 뒤로 밀어 엉덩이를 낮춘다. 팔은 앞으로 뻗어
균형을 잡는다.

2 한 다리를 바닥에서 들어올려 반대쪽 발목에
붙인 후, 10초간 자세를 유지한다. 올렸던 다리
를 흔들어 풀어준 후, 다른 다리로 한다.

운동 종류 균형잡기

▼③ 아령을 이용한 테이블 자세

1 양손과 무릎을 바닥에 짚고 등을 곧게 편 자세로 엎드린다. 아령을 한 쪽 무릎 뒤에 올린 후, 오금의 슬와근(햄스트링)을 당겨서 아령을 안정감 있게 고정시킨다.

2 등을 곧게 편 상태에서, 천천히 아령을 얹은 다리를 뒤로 들어올렸다가 내리기를 반복한다. 아령을 떨어뜨리지 않는 데 정신을 집중하며 동작을 하면 엉덩이 근육이 단련된다는 느낌이 온다.

운동 횟수 들었다 내리기 25회 반복 후, 다리 바꾸어 실시
운동 종류 근육 운동-엉덩이 근육

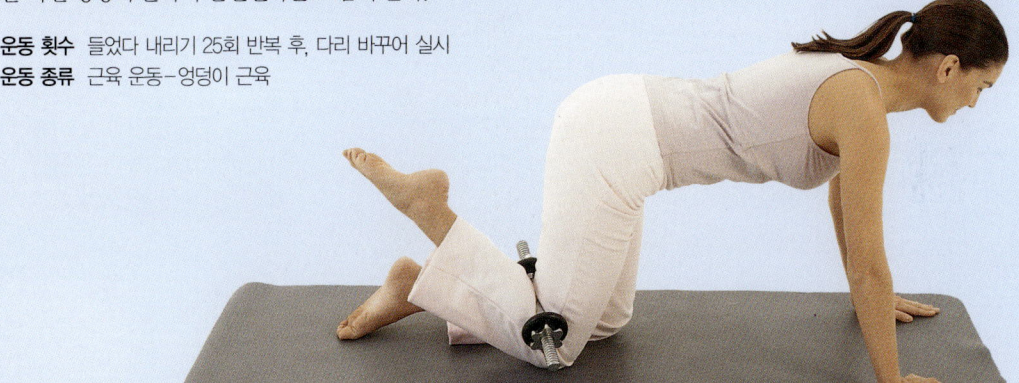

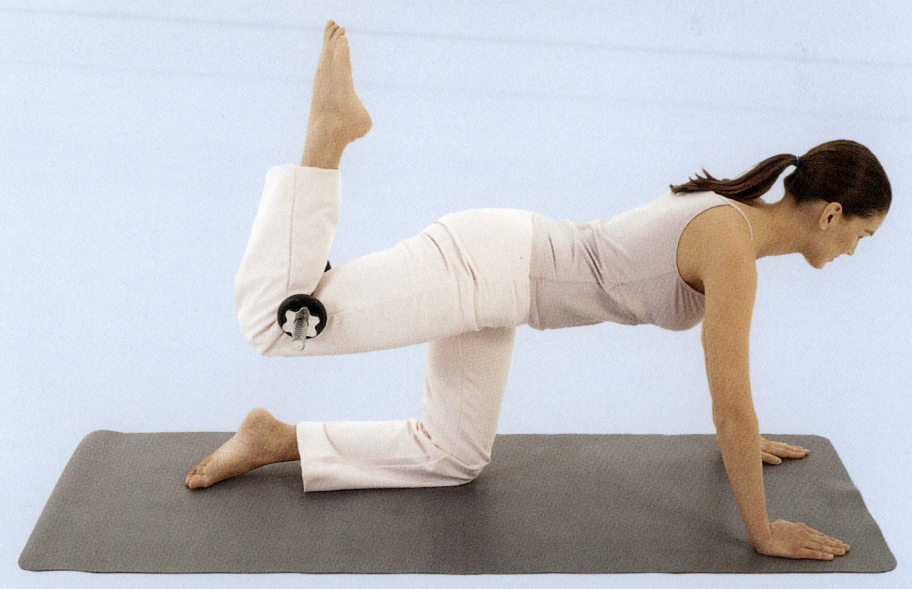

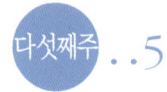
엉덩이와 골반 운동 다섯째주 .. 5

▼4 발등 돌린 테이블 자세

1 양손과 무릎을 바닥에 짚고 엎드린 다음(p83 참조), 한 쪽 다리를 뒤로 뻗어 발톱이 바닥에 닿도록 내려놓는다.

2 여기서부터 4단계 동작에 들어간다. 1) 뻗은 다리의 발등이 바깥 쪽으로 향하도록 돌려놓는다. 2) 그 상태에서 다리를 들어올린다. 3) 발등을 다시 바닥 쪽으로 향하도록 돌린다. 4) 바닥 가까이까지 다리를 내린다. 등이 구부러지지 않도록 한다.

운동 횟수 한 쪽 다리에 10회 실시한 후, 다리를 바꾸어 10
회 실시
운동 종류 근육 운동–엉덩이 근육

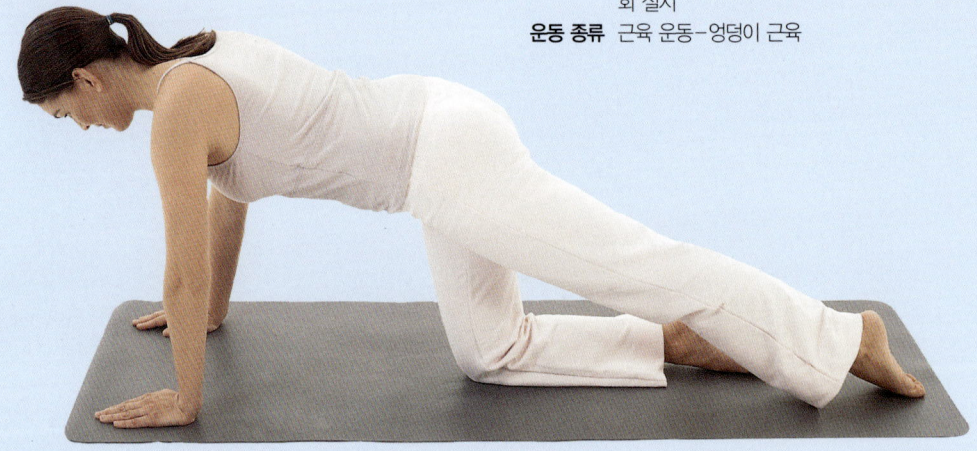

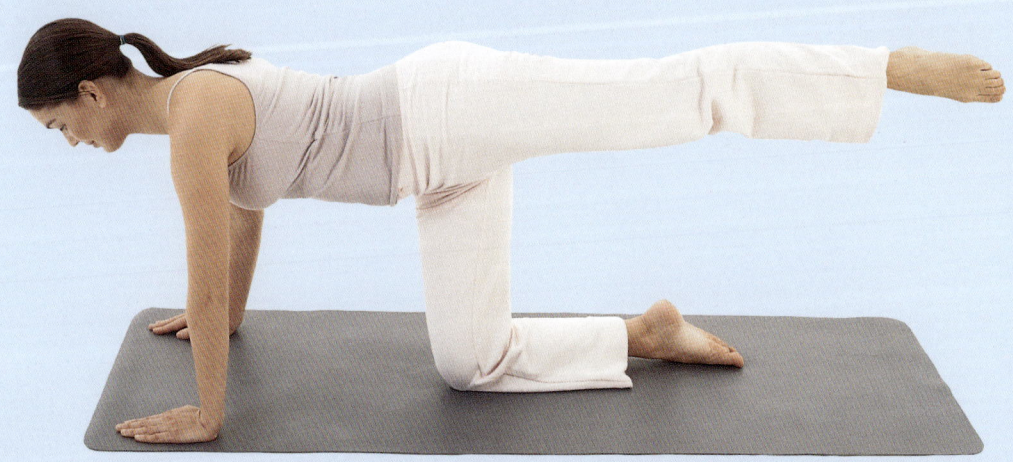

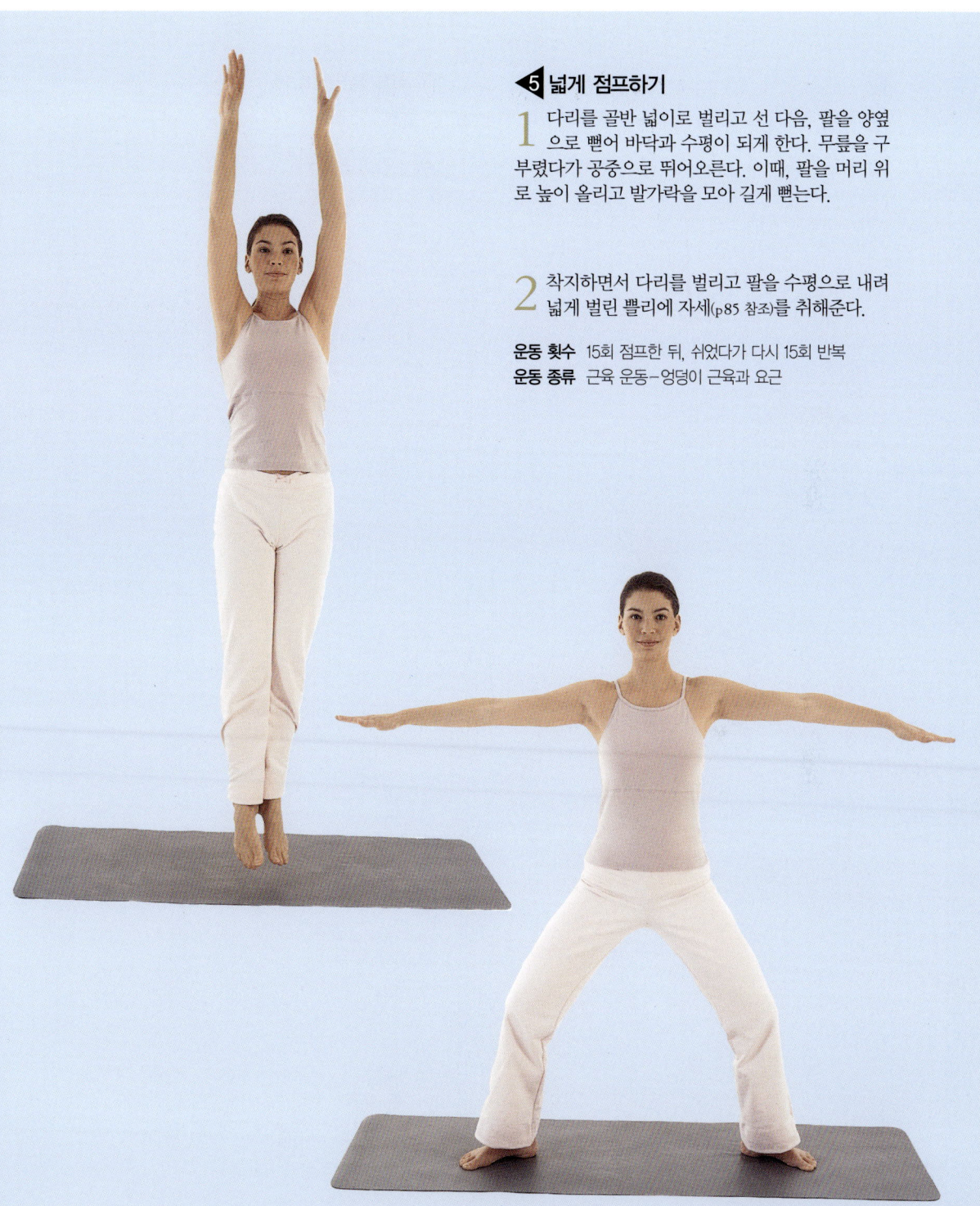

◀5 넓게 점프하기

1 다리를 골반 넓이로 벌리고 선 다음, 팔을 양옆으로 뻗어 바닥과 수평이 되게 한다. 무릎을 구부렸다가 공중으로 뛰어오른다. 이때, 팔을 머리 위로 높이 올리고 발가락을 모아 길게 뻗는다.

2 착지하면서 다리를 벌리고 팔을 수평으로 내려 넓게 벌린 쁠리에 자세(p85 참조)를 취해준다.

운동 횟수 15회 점프한 뒤, 쉬었다가 다시 15회 반복
운동 종류 근육 운동–엉덩이 근육과 요근

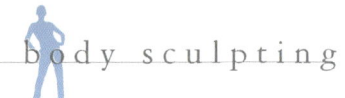

엉덩이와 골반 운동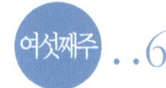

1 유산소 운동_컴비네이션 2

아래의 운동을 섞어서 30분간 쉬지 않고 한다.

- 제자리 걷기와 뛰기(p82 참조)
- 줄 없는 줄넘기(p84 참조)
- V자 그리며 손발바꾸기(p86 참조)
- 권투선수 조깅(p88 참조)

좀더 강도를 높이기 위해 다음의 운동을 함께 실시한다. 이 운동은 68쪽에 나오는 사방치기 놀이 동작과 비슷하나 한 다리로 서서 점프를 할 때 반대편 다리를 뒤로 구부리는 대신 앞으로 차내듯이 뻗는 것이 다르다. 한 다리로 20회 점프를 한 뒤, 다리를 바꿔 실시한다. 힘들면, 제자리뛰기를 하며 잠시 숨을 고른다.

운동 종류 유산소 운동

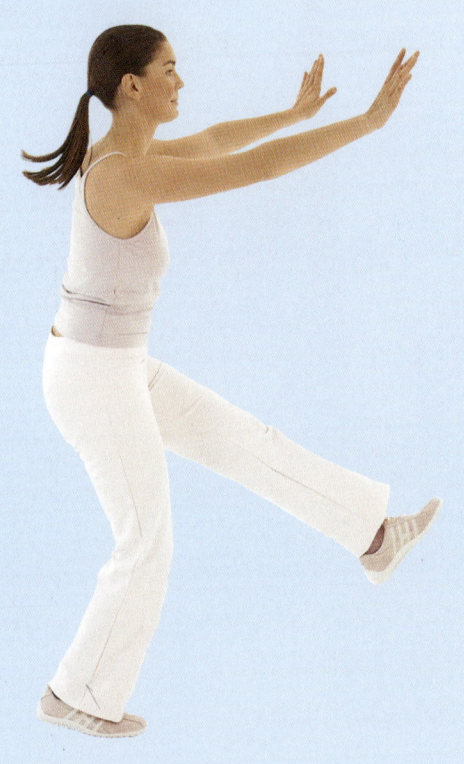

◀2 옆으로 기대기

1 똑바로 선 다음, 한 다리로 서서 한 쪽 다리를 옆으로 곧게 뻗어 바닥과 수평을 이룰 때까지 위로 들어올린다. 동시에 상체를 반대 방향으로 기울여, 역시 바닥과 수평을 이루게 만든다. 몸이 균형을 잃지 않게 팔을 바닥 쪽으로 기울여 놓는다.

2 이 자세를 10초간 유지한 후, 방향을 바꾸어 같은 자세를 취한다. 아마 자세를 취하기가 편하게 느껴지는 쪽이 있을 것이다.

운동 종류 균형잡기

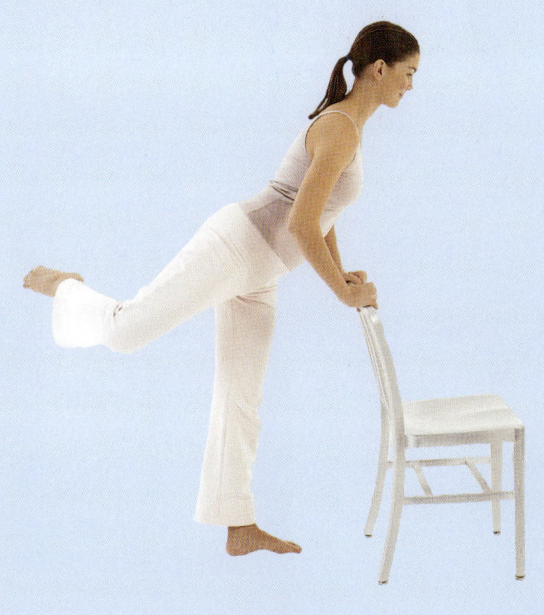

▶3 애티튜드 응용 자세

1 발레의 애티튜드처럼 한 다리로 서서 양손으로 의자 등받이를 잡는다. 다른 한 발은 뒤로 뻗어 놓는데, 무릎은 살짝 구부린 상태이며, 발은 무릎보다 낮게, 허벅지는 바닥과 평행을 이루어야 한다. 자세가 완성되면 다리를 약간씩 위로 들었다 아래로 내리기를 반복한다.

운동 횟수 들었다 내리기를 양다리에 8번씩 2세트 실시
운동 종류 근육 운동-엉덩이 상부 근육

◀4 엉덩이 들었다 내리기3

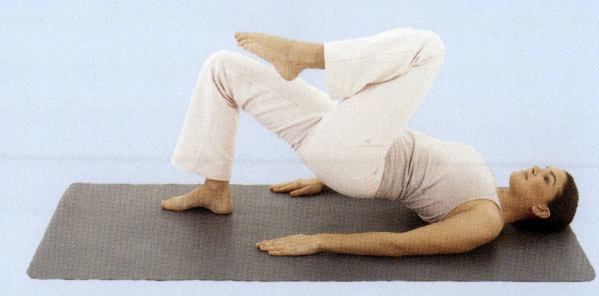

1 등을 대고 누운 다음, 한 쪽 다리를 들고 엉덩이 들었다 내리기2 동작(p86 참조)을 한 세트(10회) 실시한다.

2 엉덩이를 든 상태에서 위로 들었던 다리를 구부려 가슴 쪽으로 당긴 후, 엉덩이 들었다 내리기를 10회 실시한다. 자세를 유지하며 심호흡을 한 번 한 후, 다시 10회 반복한다.

운동 횟수 엉덩이 들었다 내리기1(p82 참조), 2(p86 참조), 3 의 전 과정을 연속으로 한 후, 다리의 방향을 바꿔 같은 요령으로 실시
운동 종류 근육 운동-엉덩이 근육

▷5 모로 누워 뒷발질하기

1 엉덩이가 뒤로 빠지지 않고 몸 전체가 일직선이 되도록 유의하며 옆으로 눕는다. 양손을 머리 뒤에 갖다 댄다. 위에 놓인 다리를 뒤로 차냈다가 다시 되돌려놓는다. 다리가 뒤로 갈 때, 머리 뒤로 둔 양손을 이용하여 균형을 잡는다.

운동 횟수 발차기 10회 한 후, 반대편으로 다시 10회 실시
운동 종류 근육 운동-엉덩이 근육과 슬와근

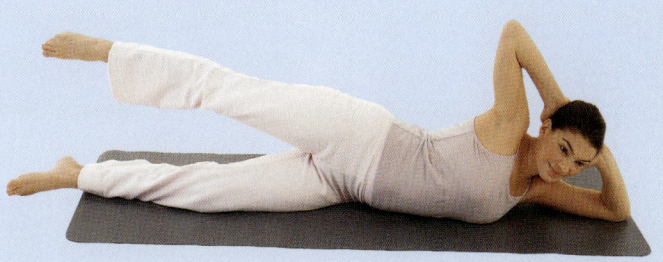

엉덩이와 골반 운동·· 마무리 스트레칭

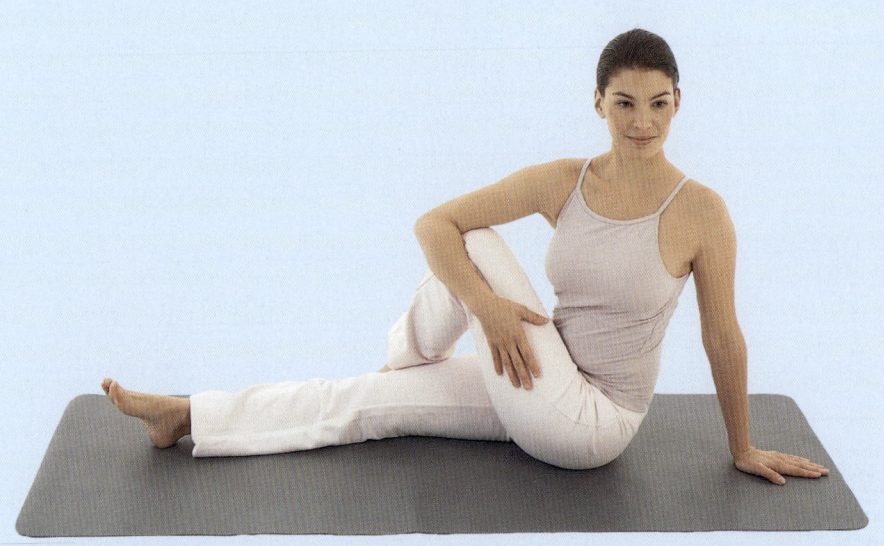

▲1 앉아서 몸비틀기

1 앉아서 양다리를 앞으로 뻗는다. 왼쪽 다리를 구부려 가슴 앞으로 당겼다가 오른쪽 다리 너머로 보내어 발을 오른쪽 무릎 옆에 내려 놓는다.

2 몸통을 왼쪽으로 돌리면서 오른팔로 세워놓은 왼쪽 다리를 감싸안는다. 무릎을 몸 쪽으로 잡아당기며 왼쪽 엉덩이가 늘어나는 것을 느껴본다. 10~15초간 유지한 후, 풀어준다. 다리를 바꾸어 똑같이 한다.

▼2 앉아서 상체 기울이기

1 바닥에 앉아 양다리를 앞으로 뻗는다. 양발을 몸쪽으로 끌어당겨 발바닥을 마주대고 양무릎은 벌려서 바닥 쪽으로 내린다.

2 두 손으로 발목을 잡고 최대한 몸 가까이 끌어 당긴 다음, 천천히 앞으로 기울이며 엉덩이 근육이 당겨옴을 느껴보자. 최대한 기울인 후, 다시 세운다. 한 번 더 반복하되, 이번에는 상체를 조금 더 깊이 숙이도록 노력해본다.

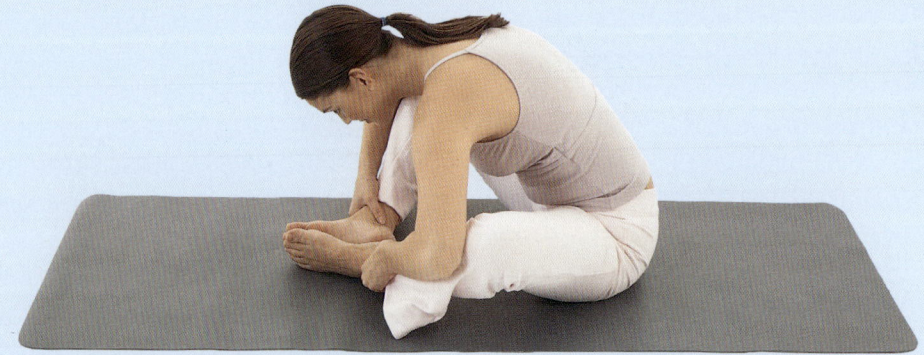

▶ **3 나선형으로 다리꼬기**

1 바닥에 등을 대고 누워 다리를 길게 뻗는다. 오른쪽 다리를 들어올려 발끝까지 천장을 향하게 뻗는다. 왼쪽 다리를 구부려 오른쪽 다리 위로 가져온 후, 왼발을 오른쪽 허벅지에 내려놓는다.

2 양손으로 오른쪽 무릎 뒤를 감싸쥐고 다리를 구부려 가슴 쪽으로 당긴다. 이렇게 하면 왼쪽 엉덩이가 강하게 늘어나는 느낌이 올 것이다. 8~10초간 유지했다가 다리의 방향을 바꾼다.

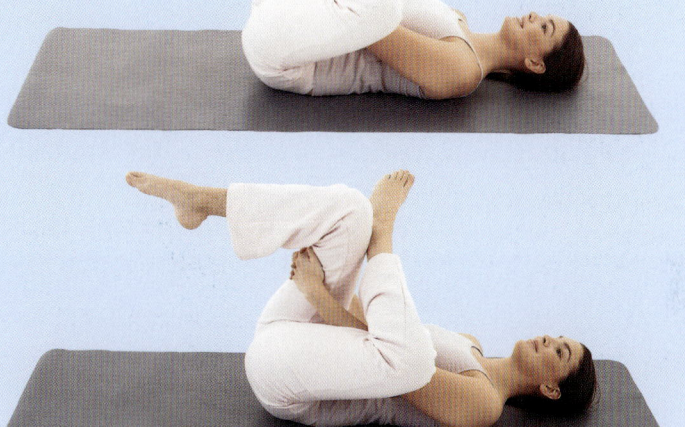

▼ **4 누워서 비틀기**

1 등을 바닥에 대고 누워 다리를 곧게 뻗는다. 오른쪽 다리를 구부려 왼팔로 감싸안은 다음, 가슴 쪽으로 끌어당긴다. 오른팔은 자연스럽게 몸통 옆으로 내린 후, 바닥을 눌러서 몸을 안정시킨다.

2 오른쪽 무릎을 몸통의 왼편으로 끌어당겨 바닥 쪽으로 절반쯤 내린 다음, 잠시 자세를 유지한다. 다시 다리를 최대한 끌어내리며 오른쪽 엉덩이 근육이 늘어나는 것을 느껴본다. 8~10초간 자세를 유지한 후, 다리를 바꾼다.

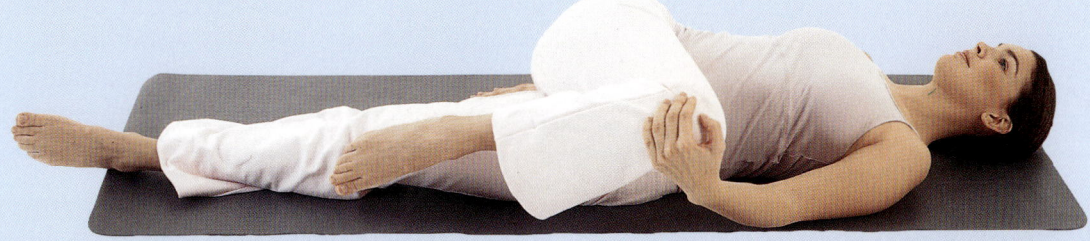

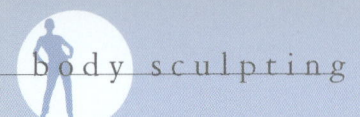
허벅지와 종아리 운동 • • 워밍업

다리 근육은 다양한 방법으로 움직여주어야 한다. 허벅지와 종아리 운동을 6주 동안 일주일에 3~4회씩 꾸준히 하도록 한다. 운동을 할 때는 항상 다음의 워밍업 운동으로 시작해서 114쪽에 나오는 스트레칭으로 마무리해야 한다.

••• 워밍업 운동

본격적인 허벅지와 종아리 운동에 들어가기 전, 원활한 혈액 순환을 위해 워밍업 동작들을 반드시 실시하도록 한다. 몸이 충분히 따뜻해져서 운동할 준비가 되었다고 느껴질 때까지 최소한 10분 정도는 다음의 동작들을 반복한다. 먼저 하체를 풀어주기 위해서 제자리걸음부터 시작해준다.

우선, 무릎을 높이 올리고 팔을 힘차게 흔드는 5분간의 제자리걷기를 한 뒤에 1번 동작으로 들어간다. 그리고 다음 동작으로 넘어갈 때마다, 다시 30~40초간 제자리걸음을 먼저 해주어 몸의 적응 속도를 높이도록 한다.

◀ 애티튜드 자세에서 다리흔들기

1 똑바로 서서 팔을 양옆으로 벌려 균형을 잡는다. 한 쪽 무릎을 구부린 채 다리를 뒤로 뻗어 무릎을 바깥쪽으로 틀고 발을 높이 든 상태에서 앞뒤로 흔들어준다. 다리의 앞뒤로 들어올려지는 높이가 같도록 신경을 쓴다.

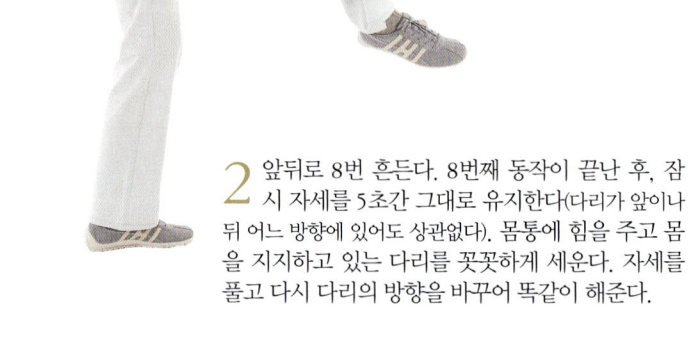

2 앞뒤로 8번 흔든다. 8번째 동작이 끝난 후, 잠시 자세를 5초간 그대로 유지한다(다리가 앞이나 뒤 어느 방향에 있어도 상관없다). 몸통에 힘을 주고 몸을 지지하고 있는 다리를 꼿꼿하게 세운다. 자세를 풀고 다시 다리의 방향을 바꾸어 똑같이 해준다.

▶2 런지 자세로 뜀뛰기

1 런지 자세(p82 참조)를 취한다. 이때, 앞쪽 다리의 무릎과 발가락이 일직선상에 둔다.

2 이 자세에서 양다리로 바닥을 밀며 공중으로 뛰어올랐다가, 다시 런지 자세로 착지를 한다. 8번 점프한 후, 다리를 바꾸어 실시한다.

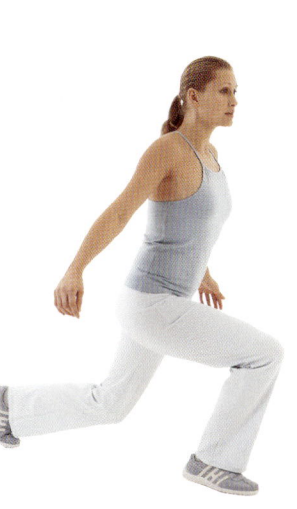
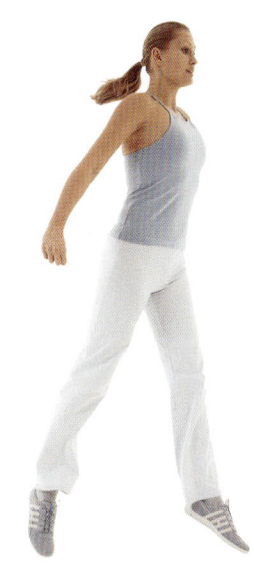

◀4 애티튜드발차기

1 한 다리를 앞으로 내딛으며 반대쪽 다리의 무릎을 굽혔다가 앞으로 곧게 힘차게 차올린다. 다시 반대쪽 다리를 굽혔다 차올리기를 계속 반복한다. 체온이 올라가면 각도를 조금 높여준다. 이 동작은 다리 뒤쪽 근육, 특히 햄스트링을 늘여주며 몸을 부드럽게 데워주는 효과가 있다. 양다리를 8번씩 차올린다.

▶3 한 다리로 8자그리기

1 똑바로 서서 왼손으로 의자 등받이를 짚고 오른팔을 옆으로 뻗어 균형을 잡는다.

2 오른쪽 다리를 들어서 구부린 다음, 8자를 그리듯 크게 돌린다. 처음에는 오른쪽 무릎을 왼쪽 다리 앞쪽으로 가져가 한 바퀴 원을 그린 뒤, 다시 뒤로 가져가 반대 방향으로 원을 그리듯 돌린다.

3 8~10회 정도 반복하여 허벅지 관절과 다리 근육을 부드럽게 만든다. 다리의 방향을 바꾼다.

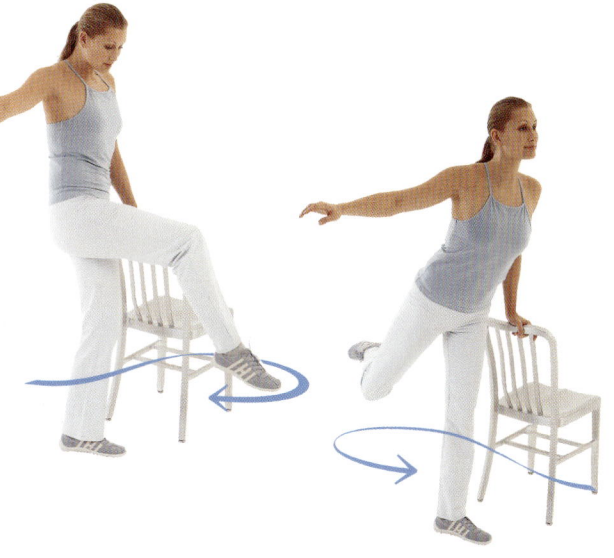

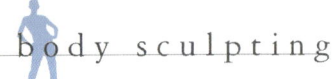
허벅지와 종아리 운동 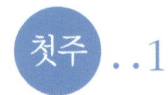 첫주 ..1

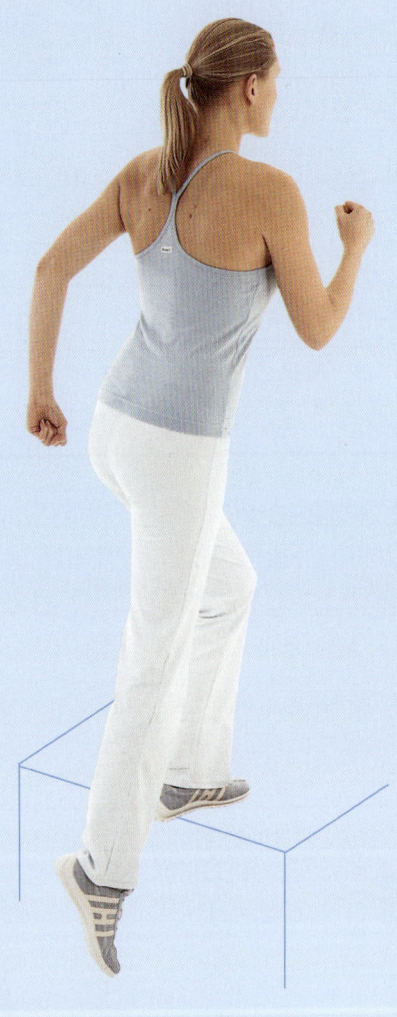

◀1 계단 오르내리기1

1 집이나 공원 등에서 적당한 계단을 찾아서 한 단을 올랐다 내려오기를 5~10분간 반복한다. 팔도 함께 움직이며 체온이 오르는 것을 느껴보자.

2 이제 한 번에 두 단을 올랐다 내려오기를 반복한다. 첫 발을 내딛는 다리를 자주 바꿔주며 두 계단 오르내리기를 15분간 한다.

운동 종류 유산소 운동

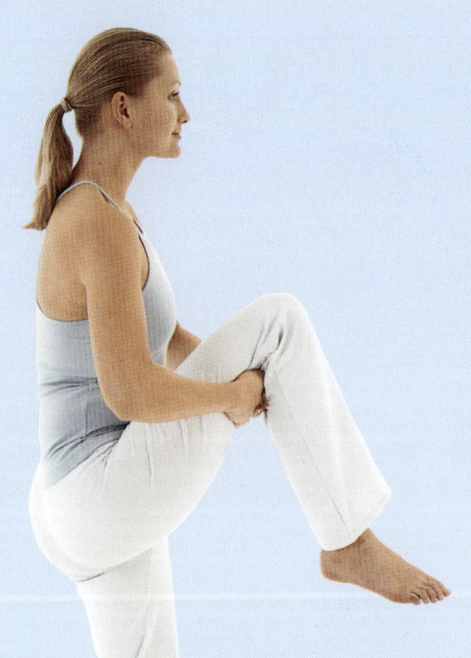

▶2 한 다리 들고 서기

1 한 다리의 무릎을 구부려 위로 들어올린다. 양 손을 들어올린 다리의 허벅지 뒤로 넣어 깍지를 낀다. 배에 힘을 주어 상체를 단단히 지탱하고 등을 곧게 편다. 10초간 유지한 후, 다리를 바꾼다.

운동 종류 균형잡기

100

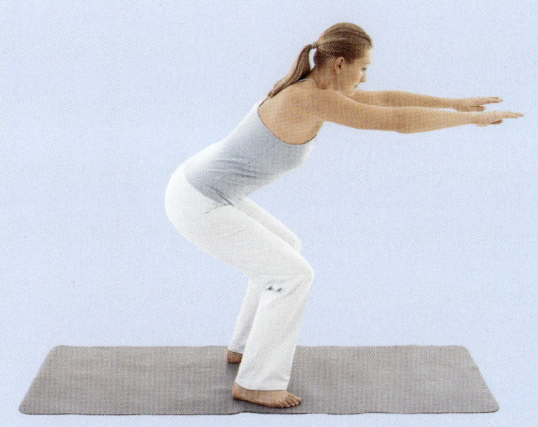

▶4 엉거주춤앉기 1

1 양다리를 골반 넓이로 벌리고 선다. 배와 골반 저근에 힘을 주어 수축시킨다. 천천히 양무릎을 구부리고 골반과 엉덩이를 뒤로 빼서 마치 의자에 앉으려는 듯이 바닥 쪽으로 내린다. 다시 몸을 위로 들어 바로 선다.

운동 횟수 위의 요령대로 8회 반복한 후, 다시 자세를 조금 더 낮추어 8회 반복. 10초간 쉬었다가 마지막으로 한 세트(8회) 더 실시
운동 종류 근육 운동−엉덩이와 허벅지 근육 전반

▼3 앉아서 다리늘이기

1 의자에 깊숙이 앉아 등을 곧게 펴고 엉덩이로 의자 뒤를 단단히 눌러서 안정감 있는 자세를 취한다. 양손은 엉덩이 옆을 짚고, 양무릎은 붙인다.

2 한 쪽 다리를 들어올려 다리가 바닥과 수평이 되게 만든다. 발끝은 천장을 향하게 한다. 잠깐 이 자세를 유지한 후, 다시 다리를 내린다.

운동 횟수 한 다리에 20회씩. 만약 이 동작이 너무 쉽다면 발목에 모래주머니 등을 채워 무게를 늘린 다음 실시
운동 종류 근육 운동−대퇴사두근(허벅지 앞쪽 근육)

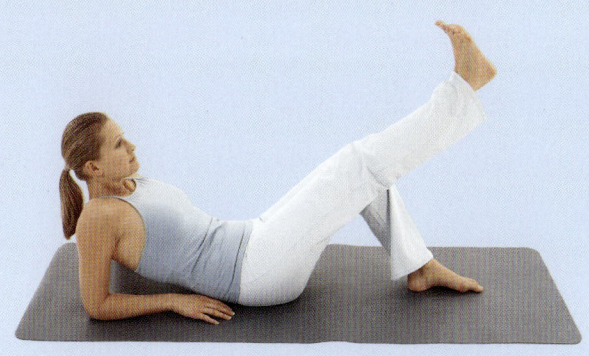

▲5 누워서 다리늘이기

1 등을 대고 바닥에 누운 다음, 양 무릎을 붙여서 구부리고 발을 바닥에 내려놓는다. 팔꿈치로 바닥을 짚고 상체를 약간 일으켜 세운다.

2 '앉아서 다리늘이기(왼쪽)' 자세처럼 한 다리를 곧게 뻗어올려 잠시 유지한 후 다시 내린다.

3 위의 동작을 들어올린 발끝을 구부려 몸쪽으로 당긴 상태에서 8번, 발등을 쭉 뻗은 상태에서 8번, 다시 한 번은 발끝을 구부렸다가 한 번은 뻗기를 반복하면서 8번, 마지막으로 발등을 뻗은 상태에서 8번 반복하고 마친다.

운동 횟수 다리를 바꿔 전 과정을 한 번 더 실시
운동 종류 근육 운동−허벅지 앞쪽 근육

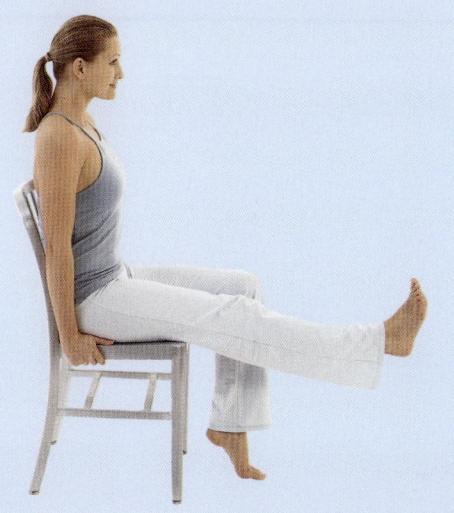

허벅지와 종아리 운동 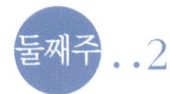 둘째주 ..2

◀ 1 제자리 전력 질주

1 발끝으로 서서 제자리에서 달린다. 팔과 다리를 최대한 빠르게 움직인다. 20분 동안 계속 하고 지칠 때쯤 방안을 가볍게 조깅한다.

운동 종류 유산소 운동

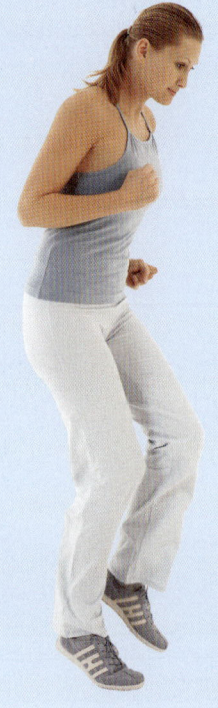

▶ 2 허벅지 근육 스트레칭

1 한 다리로 선다. 반대쪽 다리를 뒤로 구부린 후, 양손으로 잡아당겨서 발을 엉덩이 뒤에 갖다 댄다. 몸을 지탱하고 있는 쪽 골반이 흔들리지 않도록 주의한다. 이 자세를 취하면 허벅지 앞쪽 근육과 서 있는 쪽 다리가 많은 운동을 하게 된다.

2 15초간 유지한 후, 다리를 바꾸어 되풀이한다.

운동 종류 균형잡기

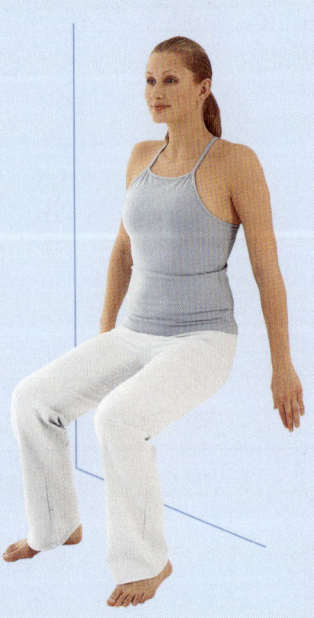

◀ 3 엉거주춤앉기 2

1 벽을 등지고 약간 떨어져서 양다리를 골반 넓이로 벌리고 선다. 배와 골반저근에 힘을 주어 수축시킨다. 천천히 무릎을 구부리고 엉덩이를 바닥 쪽으로 내린다. 등으로 벽을 밀며 자세를 유지하면서 규칙적으로 호흡한다. 30초간 유지한다.

2 다리를 펴고 몸을 다시 일으킨 후, 다리를 털어준다.

운동 횟수 총 3회 실시
운동 종류 근육 운동-허벅지 앞쪽과 엉덩이 근육

▶ 서서 다리늘이기

1 똑바로 서서, 한 손으로 벽이나 의자 등받이를 짚어서 균형을 잡는다. 벽 바깥쪽 다리를 구부려 발을 반대편 무릎에 붙인다.

2 구부린 다리를 몸 앞으로 길게 뻗은 후, 잠시 유지한다. 그리고 다시 다리를 구부려 반대편 무릎으로 가져간다.

운동 횟수 한쪽 다리에 10회 실시한 후, 다리의 방향을 바꾸어 실시

운동 종류 근육 운동-허벅지 앞쪽 근육과 엉덩이 근육

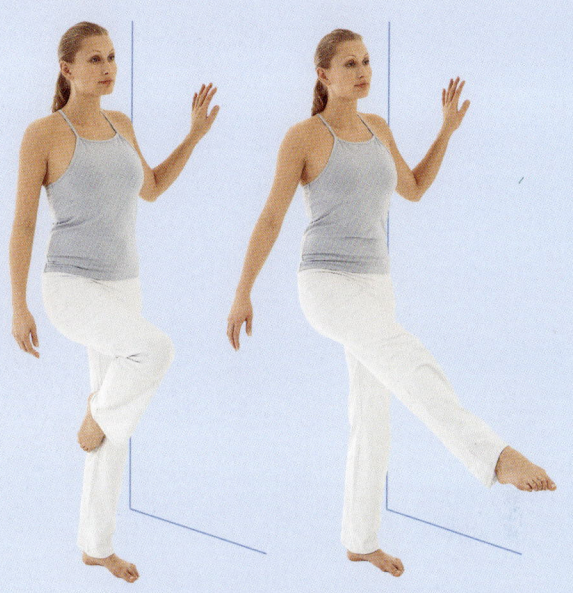

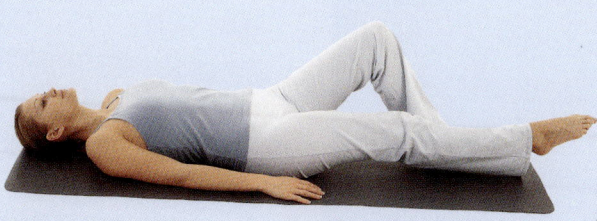

◀ 누워서 다리차올리기

1 등을 대고 누워서 한 쪽 무릎을 구부리고 발바닥을 바닥에 내려놓는다. 다리 한 쪽은 발등까지 곧게 뻗어놓고 양손은 몸 옆에 내려놓는다. 뻗은 다리에 힘을 주어 바닥에서 뜰 정도로 길게 늘인다.

2 이 자세에서 뻗어놓은 다리를 부드럽게 수직으로 차올려 발끝이 천장을 향하게 한다. 바닥에 내릴 때도 천천히 내린다. 동작을 반복하여 근육이 부드러워지면 다리를 좀더 높이 차올릴 수 있다.

운동 횟수 양다리에 각각 8회씩 차올린 후, 조금 더 높이 차올리며 다시 각각 8회씩 실시

운동 종류 근육 운동-허벅지 앞쪽 근육과 엉덩이 근육

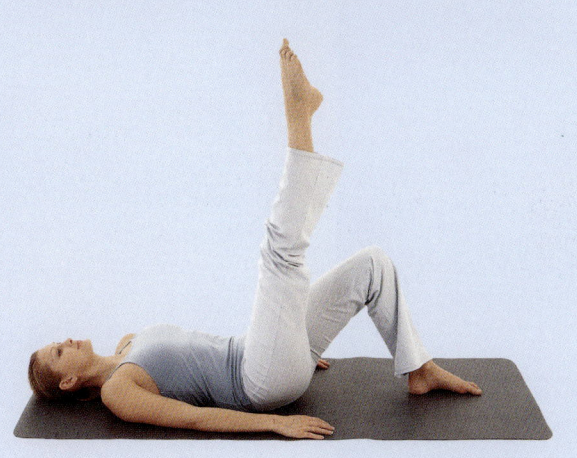

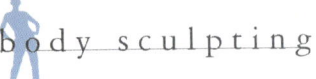
body sculpting

허벅지와 종아리 운동 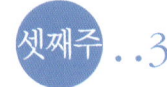 셋째주 ..3

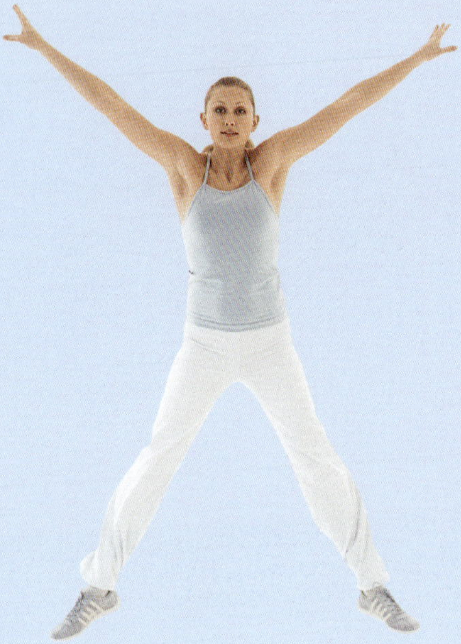

◀1 별처럼 뛰어오르며 조깅하기

1 제자리달리기와 조깅하기에다 별처럼 뛰어오르기(점프하면서 양팔과 다리를 넓게 뻗었다가 착지하며 다시 모으기)를 결합시킨 운동. 높이 뛰어올랐다가 착지할 때는 무릎을 굽히고 엉덩이를 바닥 쪽으로 약간 낮추면서 부드럽게 내려야 관절을 보호하고 다시 점프할 수 있는 탄력을 얻을 수 있다.

2 8~10회 정도의 별처럼 뛰어오르기를 몇 세트 반복한다. 중간중간 조깅을 하며 호흡을 정리한다.

운동 종류 유산소 운동

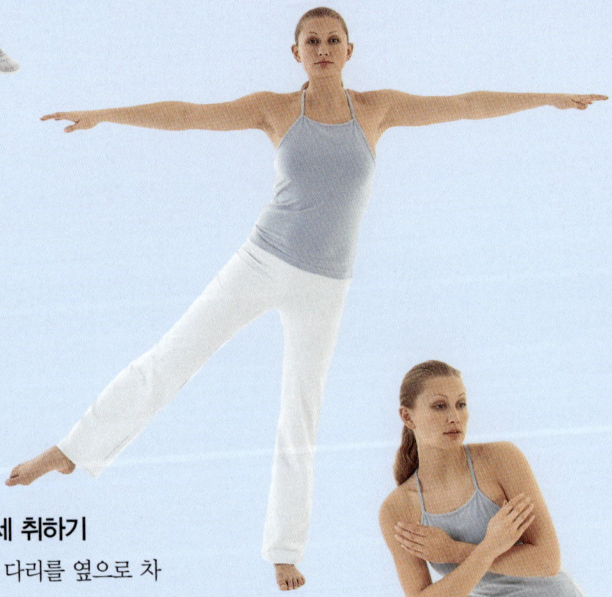

▶2 옆으로 쓰러지며 런지 자세 취하기

1 양발을 약간 벌리고 서서 한 다리를 옆으로 차낸다.

2 차낸 다리를 땅에 내려놓으면서 런지 자세를 취한 채 잠깐 멈추었다가 다시 발로 바닥을 밀면서 시작 자세로 돌아온다. 팔도 사진처럼 움직여준다. 동작을 천천히 잘 제어하며 8회 반복한 후, 방향을 바꿔 다시 8회 반복한다.

운동 종류 균형잡기

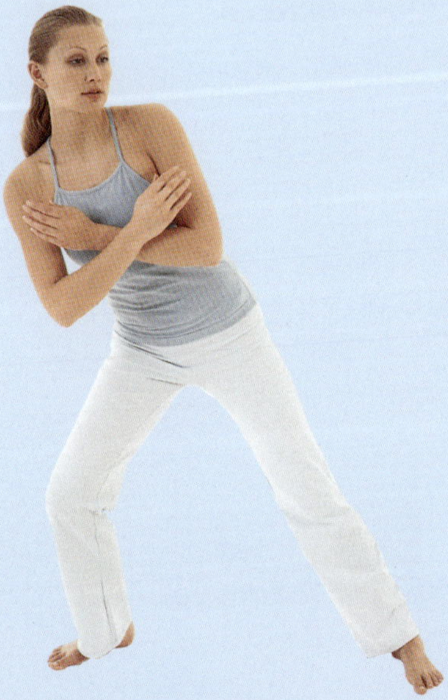

▼③ 옆으로 서서 다리늘이기

1 똑바로 서서 한 손으로 벽이나 의자 등받이를 짚어 균형을 잡는다. 벽 바깥쪽 다리를 구부려 발을 반대편 무릎에 붙인다. 구부린 다리를 바깥 쪽으로 밀어서 골반과 일직선상에 두려고 노력한다.

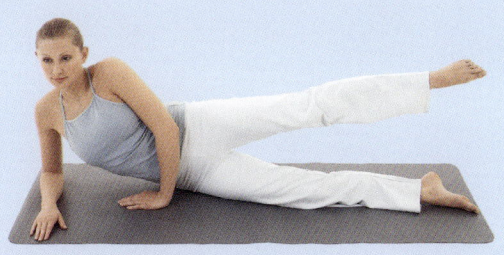

2 구부린 다리를 옆으로 뻗어서 잠시 자세를 유지한다. 그리고 다시 다리를 구부려 서 있는 쪽 무릎에 갖다 댄다. 이때 엉덩이가 뒤로 빠지지 않고 몸통이 곧은 상태를 유지해야 한다. 다리를 뻗을 때마다 골반이 기울거나 흔들리지 않도록 주의한다.

운동 횟수 양다리에 8회씩 실시
운동 종류 근육 운동–허벅지 앞쪽 근육

▼⑤ 옆으로 다리들기

1 옆으로 누운 후, 상체를 일으켜 한 쪽 팔꿈치로 받친다. 엉덩이가 몸과 일직선상에 놓여 있는지 확인하고 양다리를 발끝까지 곧게 뻗어서 허벅지를 긴장시킨다.

2 위에 놓인 다리를 들어 최대한 높이 뻗어 올린다. 엉덩이의 위치가 바르다면 다리를 높이 들기가 불가능할 것이다. 만약 귀와 수평을 이룰 정도까지 다리를 들어 올렸다면, 골반이 틀어져 있다고 봐야 한다.

운동 횟수 양다리에 8회씩 실시
운동 종류 근육 운동–대퇴근막장근(허벅지 바깥쪽 근육)

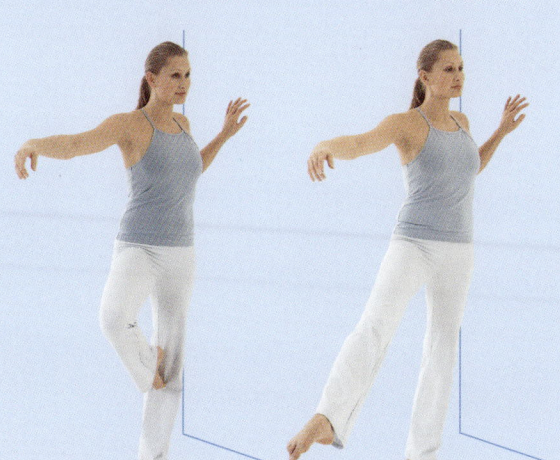

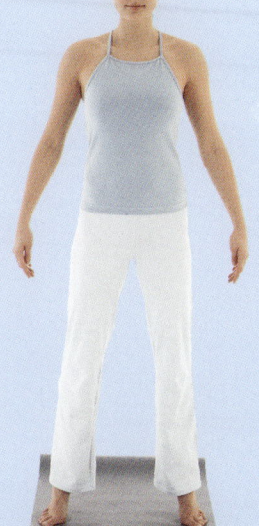

▼④ 발뒤꿈치들기 1

1 발을 골반 넓이로 벌리고 서서 배를 당겨놓는다. 천천히 발뒤꿈치를 바닥에서 들어올리며 무게 중심을 앞부분으로 옮긴다. 완전히 발끝으로 설 때까지 들어 올린다. 발끝을 내리지 않도록 하며, 몸 전체에 단단히 힘을 주어 균형을 유지하는 동안 종아리, 발목에 전해져오는 느낌을 느껴본다. 천천히 뒤꿈치를 내린다.

운동 횟수 들었다 내리기를 8회 반복한 후, 두 발을 털어주고 다시 1세트(8회)를 반복
운동 종류 근육 운동–종아리 근육

허벅지와 종아리 운동 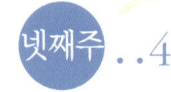 넷째주 ..4

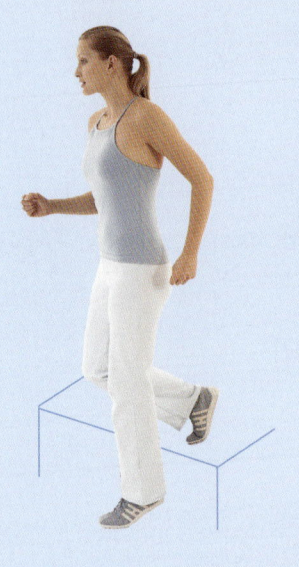

◀1 계단 오르내리기2

1 계단을 뛰어 올라갔다 내려오기를 반복한다. 계단을 뛰어내려 올 때는 미끄러지지 않도록 조심한다. 긴 계단을 두 번 정도 뛰어 오르내린 후, 맨 아래 계단에서 한 단 올랐다 내려오기를 2분 정도 반복한다(p100 참조).

2 다시 계단 전체를 뛰어 올라갔다가 내려온 후, 이번에는 두 단 오르내리기를 4분간 한다. 전 과정을 4회 반복한다.

운동 종류 유산소 운동

◀2 발끝으로 서서 버티기

1 한 다리로 선다. 나머지 한 다리를 들어올려 발을 서 있는 다리의 무릎에 갖다 댄 다음, 자세를 유지한다. 편안하게 균형을 잡았다는 느낌이 들면, 서 있는 발의 뒤꿈치를 들어올린 후 8초간 유지한다. 이 같은 동작을 2번 더 반복한 후, 자세를 풀고 다리의 방향을 바꾸어 똑같이 실시한다.

운동 종류 균형잡기

◀3 한 다리로 서서 상체 숙이기

1 한 다리로 서서, 반대편 다리를 구부려 뒤로 보낸다.

2 서 있는 쪽 무릎을 구부리고, 몸통을 최대한 반듯하게 편 상태에서 상체를 숙여 손가락 끝이 바닥에 닿을 정도까지 양손을 내린다. 다시 무릎을 펴서 몸을 바로 세운다. 동작을 취하는 동안 규칙적으로 호흡을 할 것!

운동 횟수 양다리에 8회씩 실시
운동 종류 근육 운동–엉덩이와 허벅지 앞쪽 근육

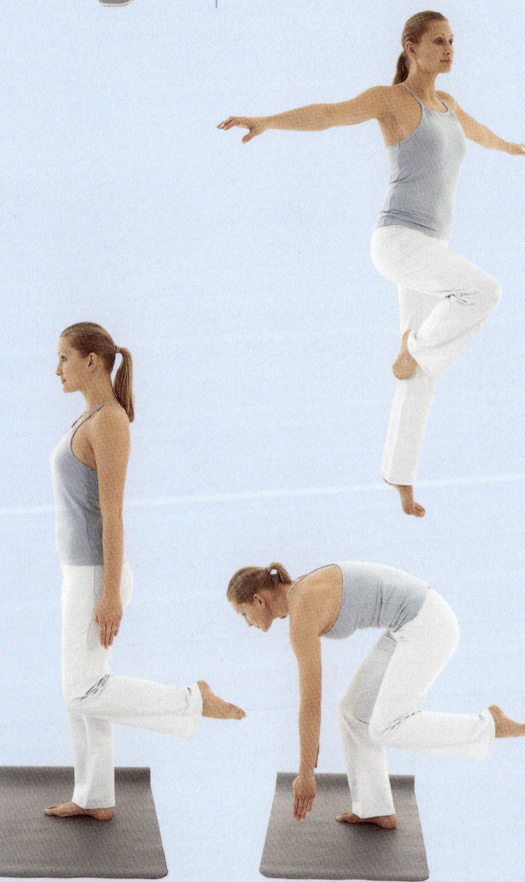

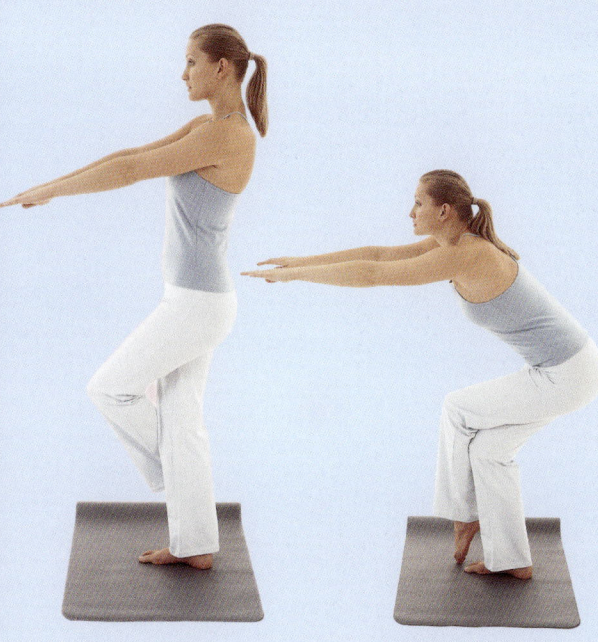

◀4 다리 엇갈려서 엉거주춤앉기

1 한 다리로 선다. 나머지 한 다리는 무릎을 살짝 구부린 후, 서 있는 다리 너머로 보내어 엇갈리게 건다. 팔은 앞으로 뻗어 균형을 잡는다.

2 서 있는 쪽 무릎을 구부려 위로 걸어놓은 발이 바닥에 닿을 때까지 내린다. 등은 꼿꼿하게 편 상태를 유지해야 하나, 상체는 약간 앞으로 숙인다. 몸을 아래로 낮출 때는 허벅지 바깥쪽이, 위로 들 때는 허벅지 뒤쪽의 햄스트링 근육이 단련된다.

운동 횟수 양다리에 8회씩 실시
운동 종류 근육 운동―허벅지 바깥쪽과 햄스트링

▶5 발목치기 1

1 양발을 골반 넓이로 벌리고 서서 손을 양옆으로 내린다. 두 무릎을 구부리고 등을 꼿꼿하게 편 상태에서 상체를 숙여, 양손으로 발목을 친다. 두 다리를 밀면서 몸을 일으켜 처음 자세로 돌아온다. 손으로 발목을 칠 때 발뒤꿈치를 들어주면 다리와 종아리의 운동 효과가 커진다. 이 두 가지 방법을 번갈아 해준다.

운동 횟수 10회 반복한 후, 다리를 털어주고 다시 2세트(각 10회씩) 반복
운동 종류 근육 운동―엉덩이 근육과 허벅지 앞쪽 근육

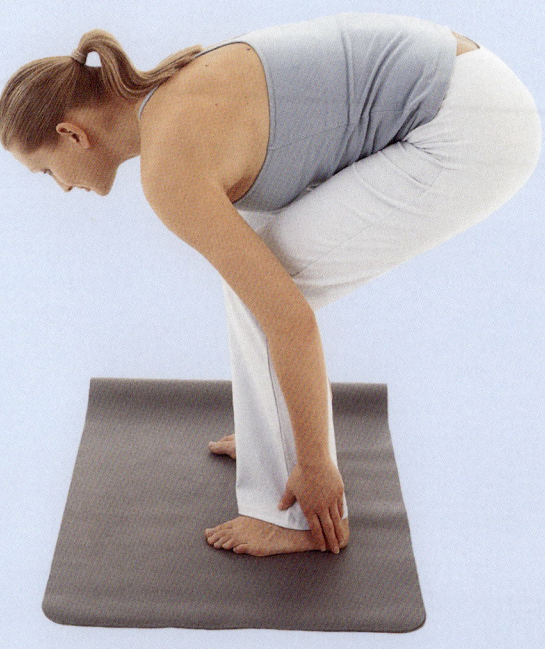

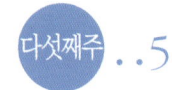

body sculpting

허벅지와 종아리 운동 다섯째주 ..5

1 유산소 운동_컴비네이션 1

몇 가지 유산소 운동을 섞어서 25분간 지속한
다. 제자리걸음으로 시작해서 조깅으로 속도를
높인 다음, 아래의 운동으로 변화를 준다.

- 계단 오르내리기1(p100 참조)
- 제자리 전력 질주(p102 참조)
- 계단 오르내리기2(p106 참조)

필요하다면 계단 오르내리기 1과 2 사이에 제
자리걸음을 하며 잠시 숨을 돌려도 좋다. 마지
막으로 바닥에서 옆으로 걷기를 하면서 호흡을
가다듬는다.

운동 종류 유산소 운동

2 구부리기

1 한 다리로 선 후, 반대편 다리를 뒤로 뻗어 바닥
과 평행을 이루게 만든다. 상체도 기울여 바닥
과 평행을 만들고, 팔은 아래로 떨어뜨린다. 체중을
지지하는 쪽의 허벅지에 힘을 주고 배를 수축시켜
이 자세를 5초간 유지한다. 다리를 바꾸어 실시한다.

운동 종류 균형잡기

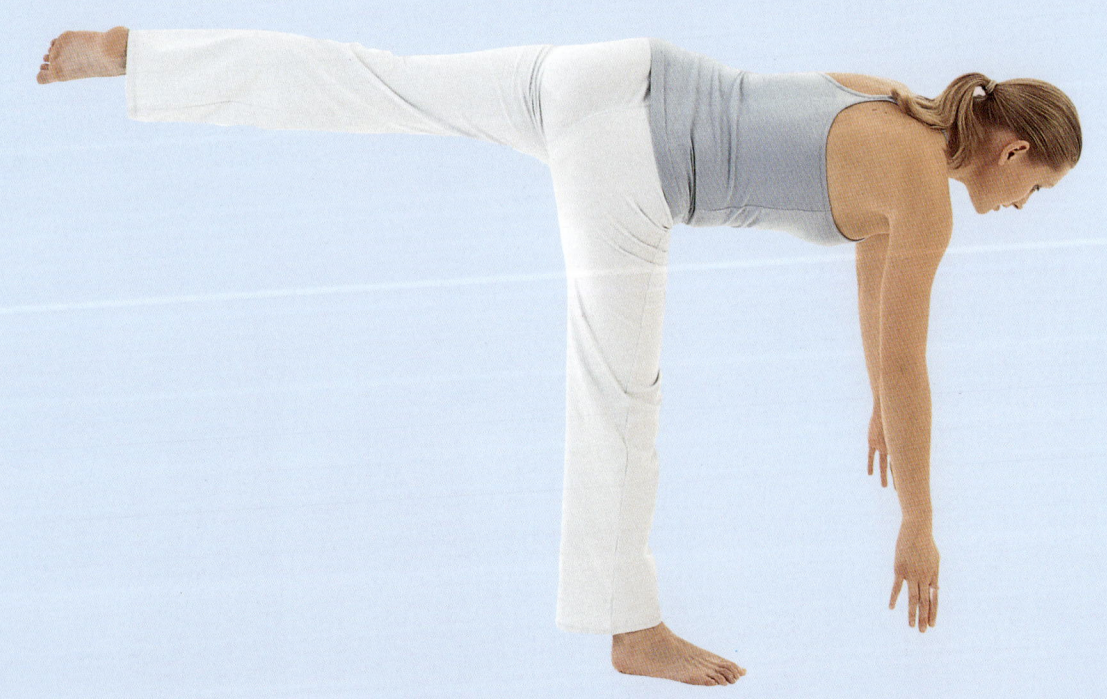

▼③ 쪼그려 앉았다가 뛰어오르기

1 서 있는 자세에서 무릎을 구부리고 양손을 바닥으로 내리며 몸을 낮춘다. 이때 발뒤꿈치는 바닥에서 든다.

2 몸을 바닥으로 내리며 쪼그려 앉았다가 그 탄력을 이용하여 위로 뛰어오른다. 다시 착지를 할 때는 무릎을 살짝 구부리고 발바닥을 굴리듯 내려와서 바르게 선다.

운동 횟수 5번 뛰어오른 후(이것만으로도 상당히 힘들 것이다!), 쪼그려 앉은 자세로 쉬었다가, 다시 5번 더 반복. 잠시 쉬었다가 다시 5번 반복하여 총 15번 뛰어오르기

운동 종류 근육 운동－엉덩이와 허벅지 앞쪽 근육

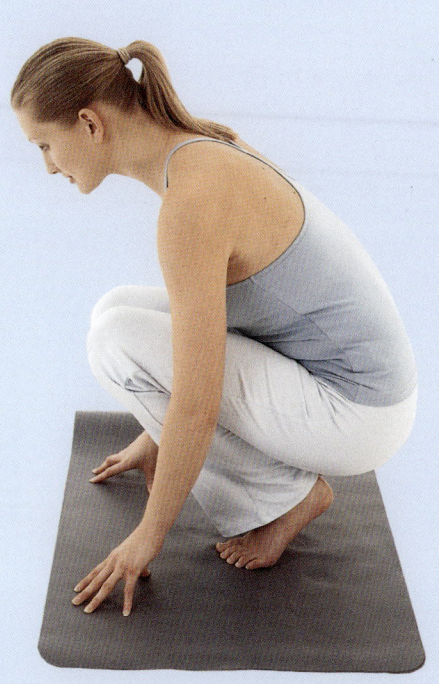
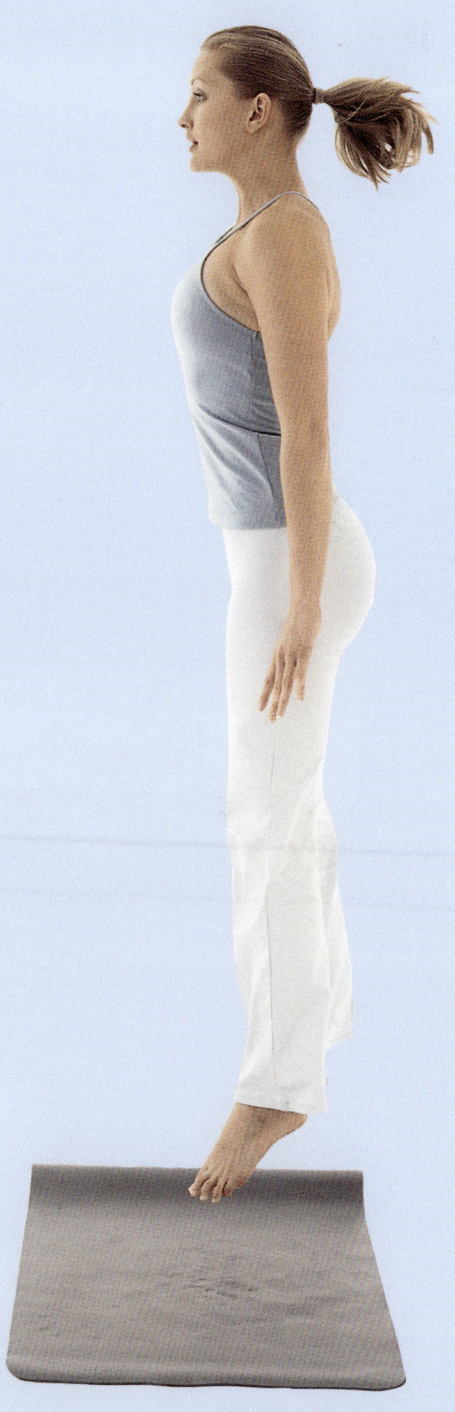

허벅지와 종아리 운동 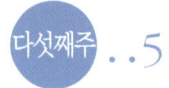 다섯째주 ..5

▼④ 다리끌어올리기

1 옆으로 눕는다. 엉덩이가 뒤로 빠지지 않고 몸 전체가 일직선이 되도록 만든다. 바닥에 놓인 팔을 위로 뻗고 그 위에 머리를 올린다. 위쪽 팔은 몸 앞으로 내려 바닥을 짚어 균형을 잡는다. 양쪽 허벅지를 붙이고 두 다리를 바닥에서 살짝 뗀다.

2 위에 놓인 다리를 바깥쪽으로 틀어 천천히 구부린다. 마치 엄지 발가락으로 연필을 잡고 직선을 긋는 듯한 느낌으로 발을 무릎까지 끌어올린다. 다시 발을 천천히 끌어내려 다리를 곧게 편다. 동작을 하는 동안 규칙적으로 호흡할 것.

운동 횟수 8회 반복 후, 몸을 돌려 반대편 다리로 8회 반복
운동 종류 근육 운동─장내전근(허벅지 안쪽 근육)

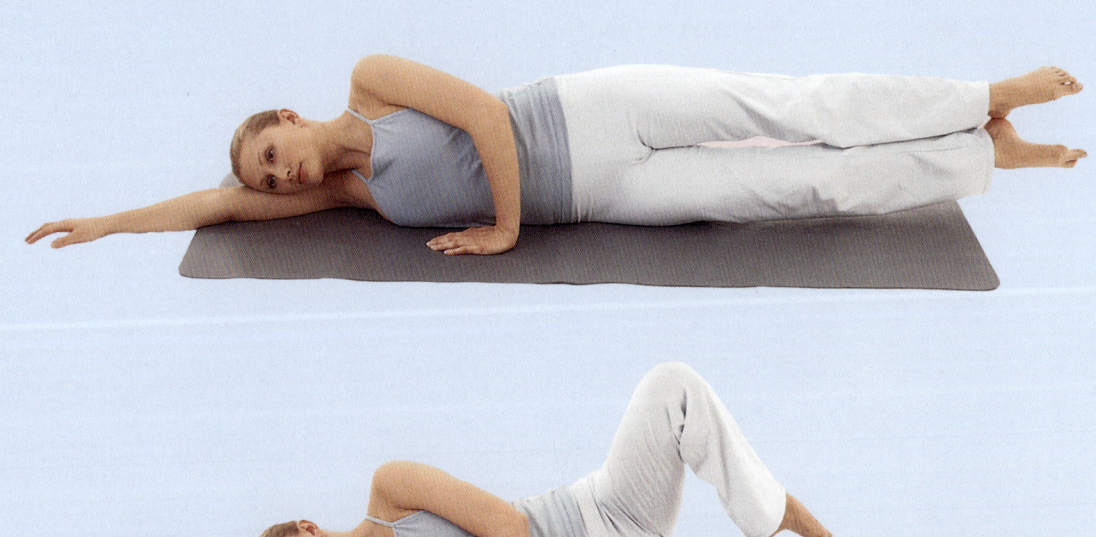

▼5 발뒤꿈치들기 2

1 발뒤꿈치들기1(p105. 참조)에서처럼 뒤꿈치를 들고 선다.

2 무릎을 구부렸다가 바닥을 미는 힘으로 발끝을 쪽 펴고 뛰어오른다.

3 무릎을 부드럽게 굽히고 안정감 있게 내려왔다가 다시 뛰어오른다. 몸은 최대한 꼿꼿하게 편 상태를 유지해야 하며 부드럽게 무릎을 구부릴 때는 엉덩이는 바닥 쪽으로 말아내린다는 느낌을 갖도록 한다.

운동 횟수 15회 뛰고, 쉬었다가 다시 15회 뛰기
운동 종류 근육 운동−종아리 근육

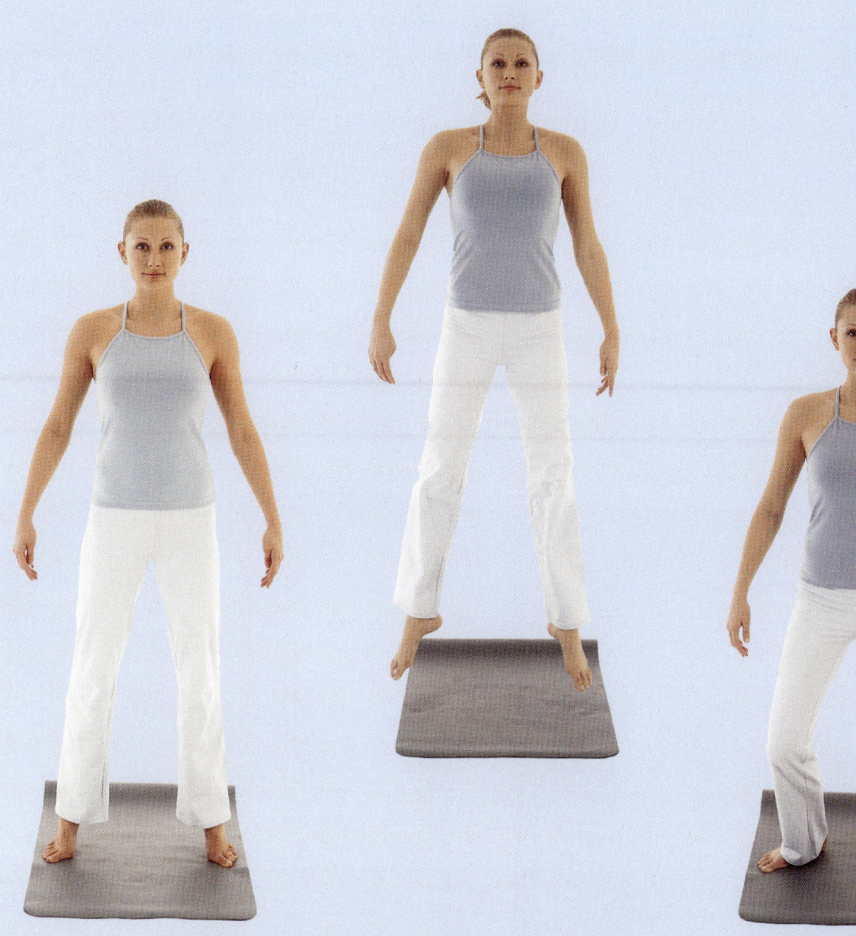
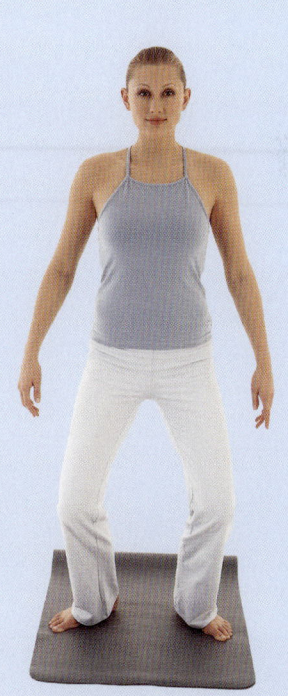

허벅지와 종아리 운동 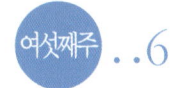 ..6

1 유산소 운동_컴비네이션2

다음의 운동들을 번갈아가며 최소 30분간 지속한다.

• 계단 오르내리기1(p100 참조)
• 제자리 전력 질주(p102 참조)
• 별처럼 뛰어오르며 조깅하기(p104 참조)
• 계단 오르내리기2(p106 참조)

위의 운동들이 하나씩 끝날 때마다 '옆으로 쓰러지며 런지 자세 취하기(p104 참조)'를 하고, 다음으로 넘어간다. 쉬고 싶으면 제자리뛰기를 잠시 하도록 한다.

운동 종류 유산소 운동

2 여러 방향으로 다리뻗기

1 한 다리로 선다. 반대쪽 발을 위로 올려, 서 있는 다리의 무릎에 닿게 한다. 팔을 양옆으로 뻗고 복부를 수축시켜 균형을 잡는다. 굽힌 다리를 앞으로 뻗었다가 다시 반대편 무릎으로 끌어당긴다.

2 구부린 다리를 바깥쪽으로 틀며 옆으로 뻗은 후, 다시 발을 반대편 무릎으로 끌어당긴다.

3 구부린 다리를 뒤로 곧게 뻗었다가, 다시 원위치 시킨다. 이 3가지 동작은 다리 근육을 늘여준다. 체중을 받치는 다리에 단단히 힘을 주고 규칙적으로 호흡한다.

운동 종류 균형잡기

3 공 밀며 앉기

1 다리를 골반 넓이로 벌리고 서서 벽과 등 사이에 공을 놓는다. 천천히 무릎을 구부리고 엉덩이를 바닥 쪽으로 낮춘다. 허리와 엉덩이로는 공을 벽 쪽으로 밀어낸다. 다시 공을 벽 쪽으로 밀면서 위로 굴려 천천히 일어선다.

운동 횟수 8회 실시
운동 종류 근육 운동-엉덩이와 허벅지 앞쪽 근육

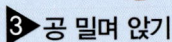
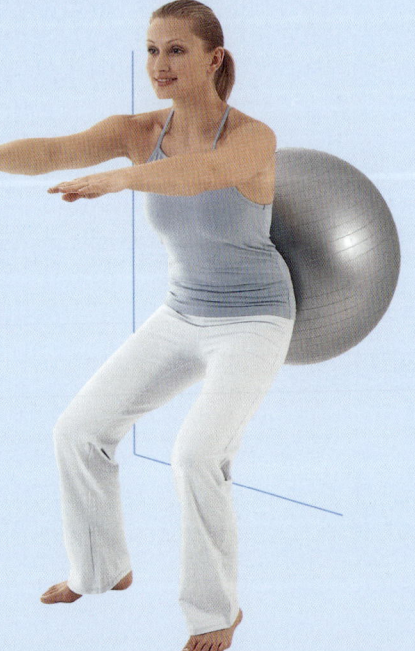

▼4 한 다리로 서서 상체 숙이기

1 한 다리로 서서 반대편 다리를 뒤로 뻗는다. 뒤
　로 보낸 다리와 같은 쪽 팔은 앞으로 뻗고 반대
편 손은 벽을 집어 균형을 잡는다.

2 벽에 의지하며 천천히 체중이 실린 다리를 굽
　힌다. 무릎이 완전히 구부러지도록 상체도 천
천히 숙여서 앞으로 뻗은 손으로 바닥을 살짝 짚는
다. 다시 몸을 일으킨다. 항상 복부의 힘을 이용하
여 몸통을 반듯하게 지지한다.

운동 횟수 양다리에 3회씩 실시
운동 종류 근육 운동-엉덩이와 허벅지 앞쪽 근육

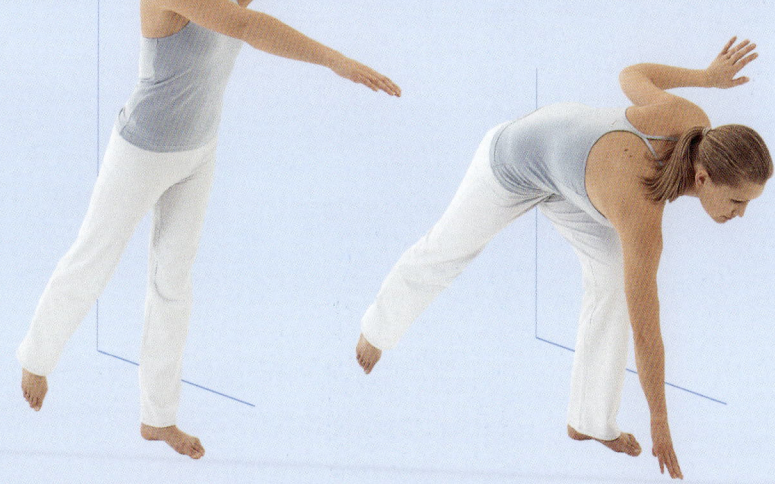

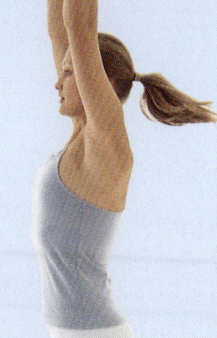

▼5 발목치기 2

1 양발을 골반 넓이로 벌리고 서서 양손을 몸통
　옆에 내려놓는다. 발뒤꿈치를 바닥에 붙인 상
태로 양무릎을 구부려 앉으며 양손으로 발목을 친
다. 등은 반듯하게 편 상태를 유지해야 한다.

2 양다리를 밀며 뛰어오른다. 무릎을 구부리며 착
　지한 후 다시 앉았다 뛰어오르기를 반복한다.

운동 횟수 1세트가 10회. 한 세트 끝낸 후, 다리를 털어주고
　　　　　　다시 2세트 더 반복
운동 종류 근육 운동-엉덩이와 허벅지 앞쪽 근육

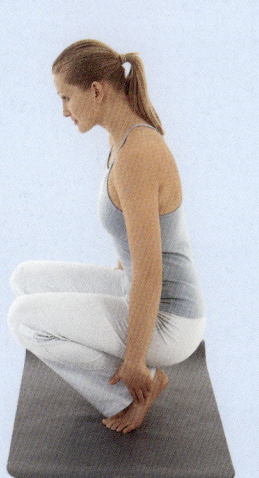

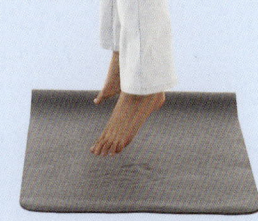

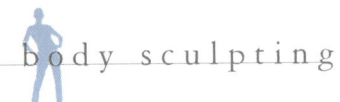

허벅지와 종아리 운동 ·· 마무리 스트레칭

▶ **첫번째 스트레칭**

1 다리를 앞으로 쭉 뻗고 앉아서 발목을 꺾어놓
는다. 상체를 앞으로 기울이며 팔을 다리 쪽으
로 길게 뻗는다. 등을 펴고 몸을 반으로 접는 듯한
느낌으로 상체를 다리 쪽으로 누른다. 등 근육과 햄
스트링을 늘여주는 효과가 있다.

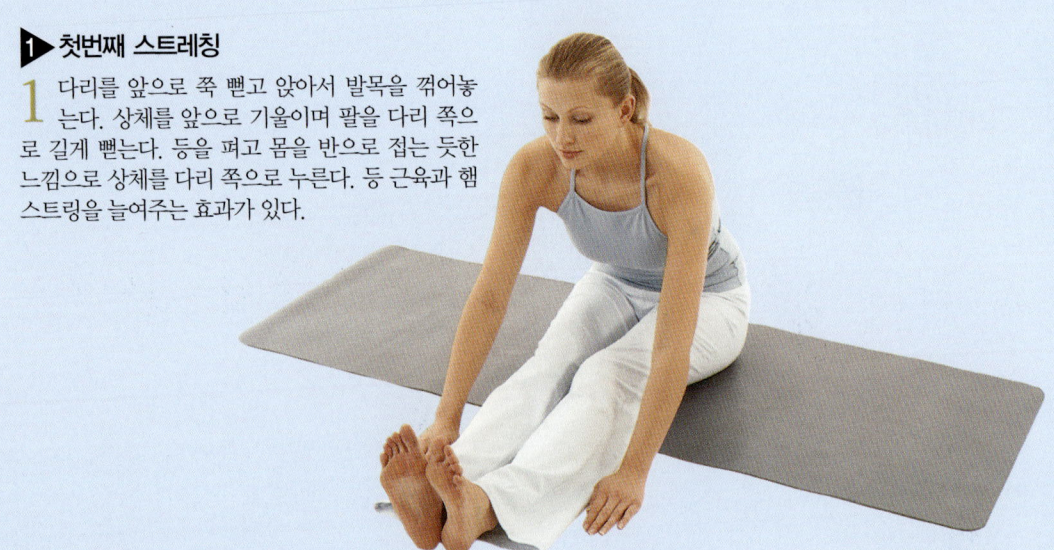

2 두번째 스트레칭

1 다리를 넓게 벌리고 앉아서 양손으로 몸 앞쪽
을 짚는다. 천천히 손을 몸에서 멀리 보내며, 가
슴을 바닥으로 내린다. 허벅지 안쪽 근육과 햄스트
링이 늘어나는 느낌을 감지한다. 최대한 멀리 손을
보낸 후, 잠시 자세를 유지한다. 다시 손을 조금씩
몸 쪽으로 짚어온다.

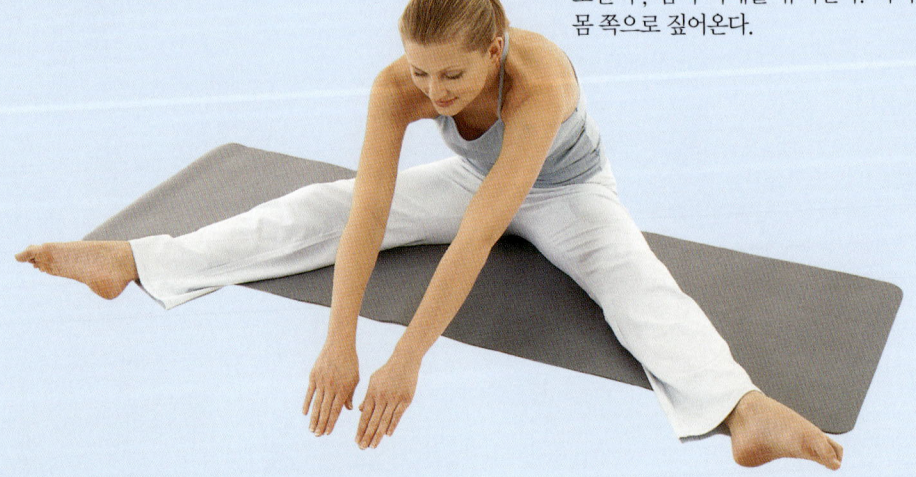

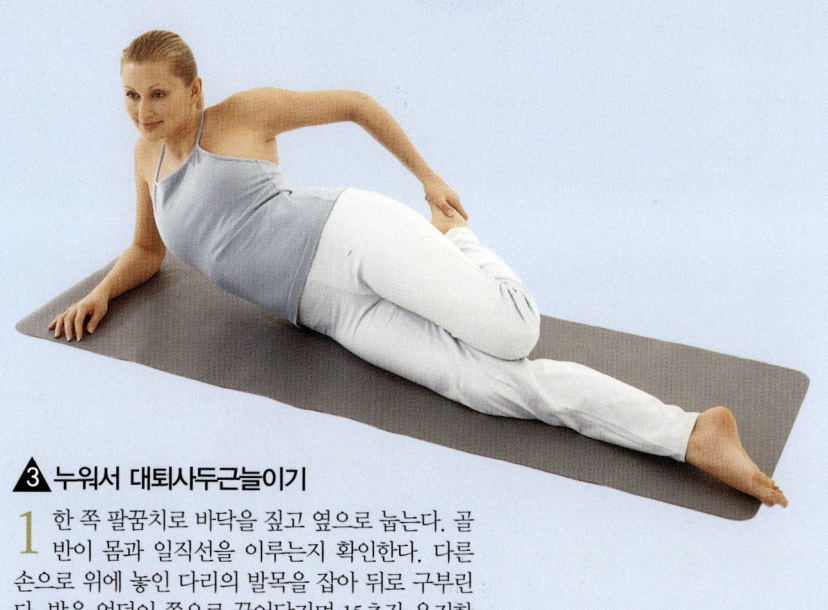

③ 누워서 대퇴사두근늘이기

1 한 쪽 팔꿈치로 바닥을 짚고 옆으로 눕는다. 골반이 몸과 일직선을 이루는지 확인한다. 다른 손으로 위에 놓인 다리의 발목을 잡아 뒤로 구부린다. 발을 엉덩이 쪽으로 끌어당기며 15초간 유지한다. 허벅지 앞쪽 근육이 당기면서 늘어난다. 돌아누운 다음, 다리를 바꿔 실시한다.

④ 다리벌리기

1 런지 자세(p82 참조)를 취하되 다리를 앞뒤로 더 넓게 벌려 몸을 낮춘다. 양손으로 앞으로 나와 있는 발 옆을 짚는다.

2 이제 뒤쪽 무릎을 바닥에 내려놓고 발등까지 바닥에 닿게 한다. 여기서 뒤쪽 다리를 최대한 뒤로 보내고 앞쪽 발도 앞으로 보내어 '다리찢기'를 시도한다. 한계에 도달했다고 판단되면 몇 초간 유지한 후, 다리의 방향을 바꾸어 실시한다.

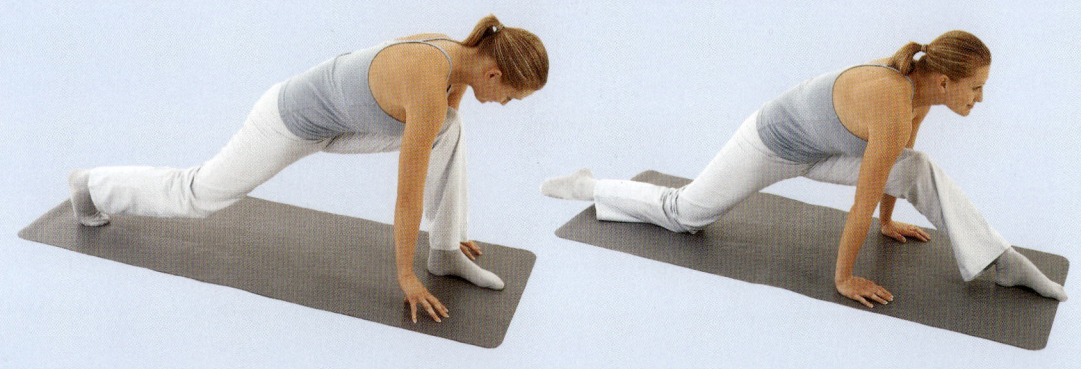

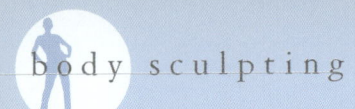
팔과 상체 운동 ·· 워밍업

만족할 만한 효과를 보려면, 지금부터 소개할 팔과 상체 운동을 6주 동안 일주일에 3~4회씩 꾸준히 해야 한다. 운동을 할 때는 항상 다음의 워밍업 운동으로 시작해서 132~133쪽에 나오는 스트레칭으로 마무리하도록 한다.

••• 워밍업 운동

본격적인 팔과 다리 운동에 들어가기 전, 원활한 혈액 순환을 위해 다음의 워밍업 동작들을 실시하도록 한다.

▶ **팔꿈치돌리기**

1 힘을 주어 배를 잡아당기고 똑바로 선다. 양손으로 어깨를 짚고 양팔꿈치를 원을 그리듯 돌린다. 한 방향으로 8번 돌린 후, 반대 방향으로 8번 돌리면 된다. 손이 어깨 위에서 떨어지지 않아야 팔을 돌릴 때 어깨 관절 전체가 부드러워진다.

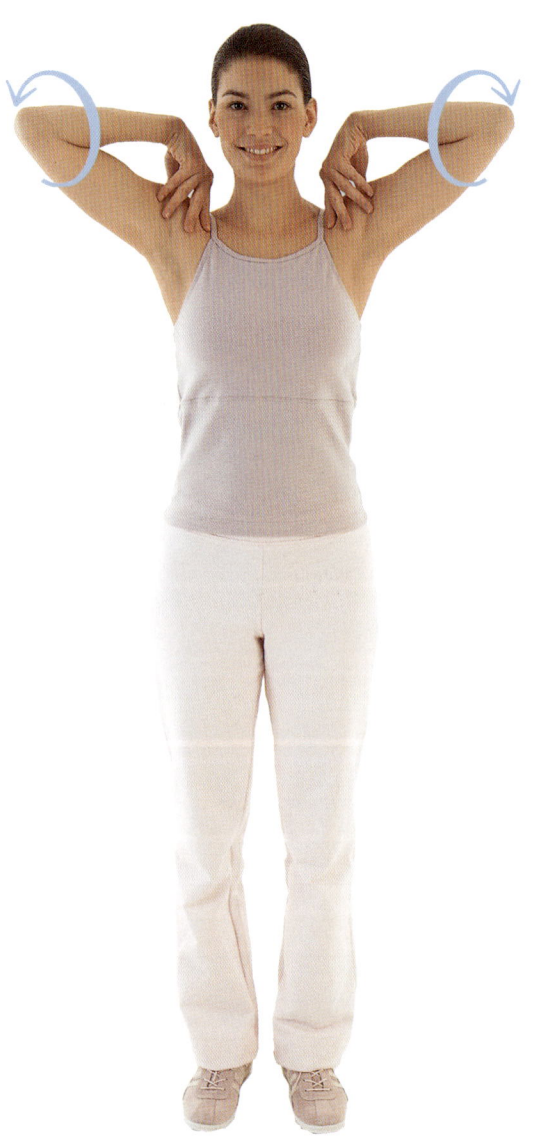

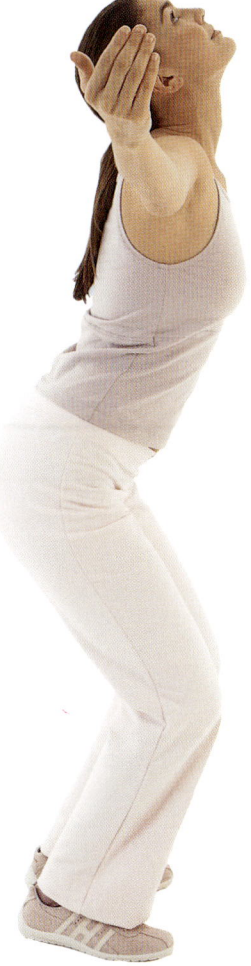
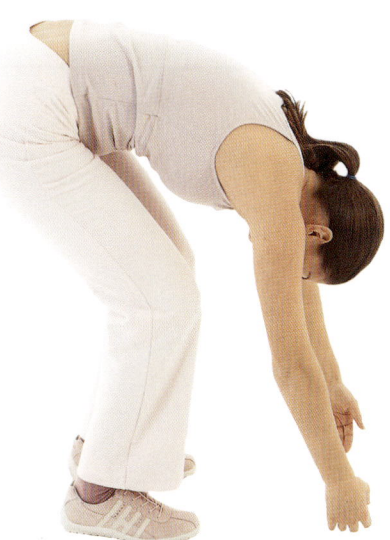

◀2 앞뒤로 몸 말기

1 똑바로 서서 양팔을 천장 쪽으로 뻗어올린다. 머리와 상체를 약간 뒤로 기울이며 등을 젖힌다.

2 팔을 양옆으로 뻗어내리며, 무릎을 구부린다. 머리와 등이 뒤로 젖혀진 상태를 유지한 채, 엉덩이를 내밀며 상체를 앞으로 가져온다.

3 여기서부터 몸통을 천천히 말아서 앞으로 숙인다. 이렇게 몸을 앞뒤로 마는 연속 동작을 통해, 척추와 관절이 서로 다른 방향으로 움직이며 앞으로의 운동을 준비하게 된다.

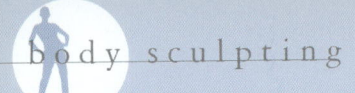
팔과 상체 운동 ˙˙워밍업

▼❸ 어깨움츠리기

1 선 자세에서 무릎을 약간 굽히고, 상체를 숙인
다. 팔은 자연스럽게 아래로 떨어뜨린다. 어깨
를 귀 쪽으로 끌어당겼다가 툭 떨어뜨린다. 이렇게
몇 번 반복한 후, 천천히 척추를 한마디씩 들어올리
는 느낌으로 다시 몸을 일으켜 세운다.

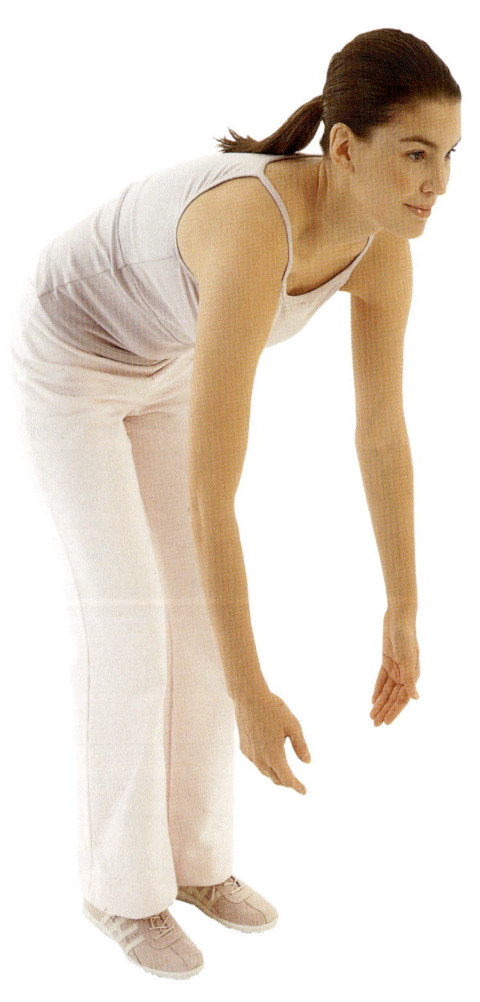

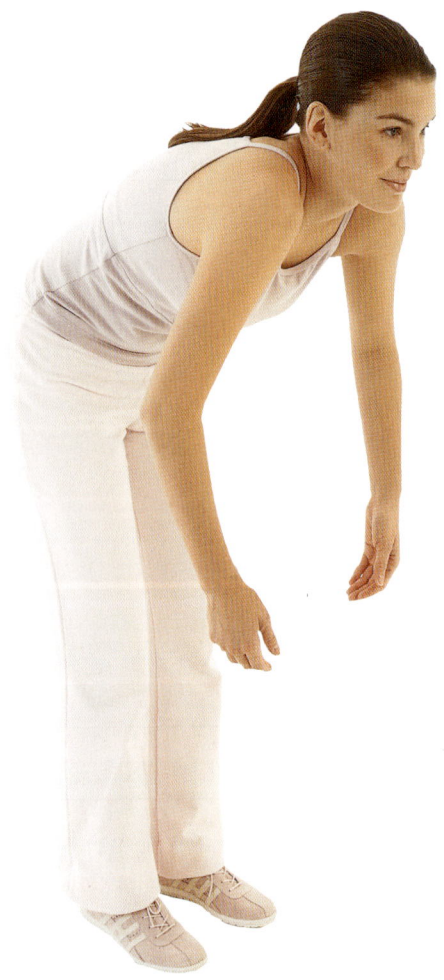

▼4 행복한 고양이, 슬픈 고양이 자세

1 양손과 무릎을 바닥에 대고 엎드린 후, 배를 최대한 위로 끌어당긴다. 마치 배꼽이 척추에 붙는다는 느낌을 갖는다. 이런 식으로 고양이처럼 등을 둥글게 말아서 아치형으로 만든다.

2 잠시 자세를 유지하다가 다시 척추를 아래로 밀면서 등을 쭉 펴고 허리를 내리고 엉덩이를 천장 쪽으로 밀어 올린다. 이렇게 등을 양방향으로 운동시켜주면 척추 전체가 부드러워진다.

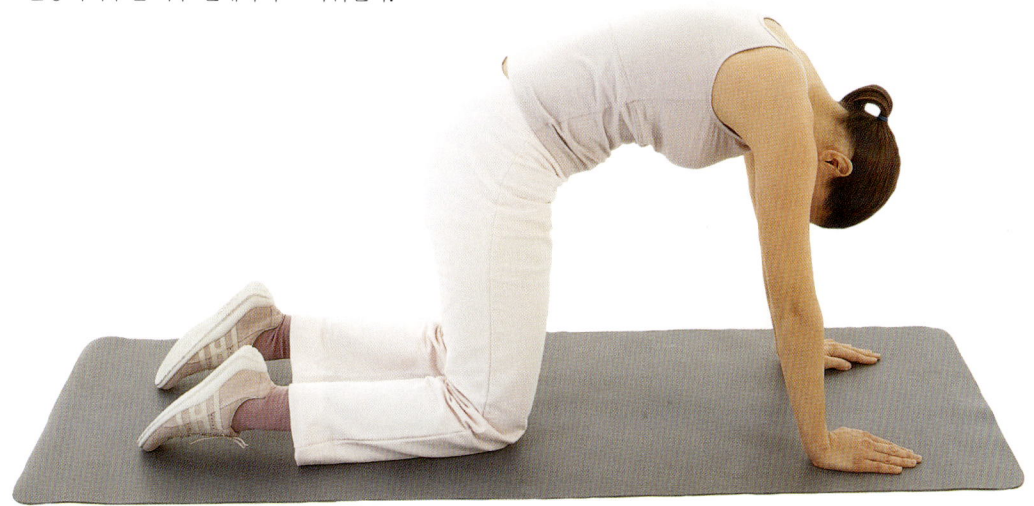

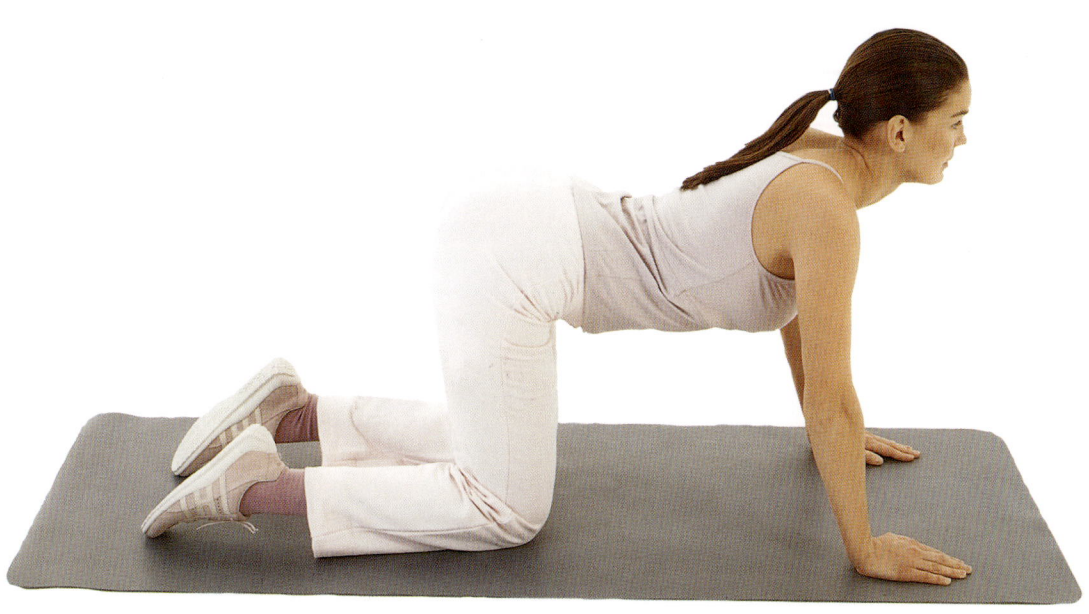

팔과 상체 운동 첫주 ..1

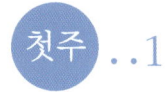

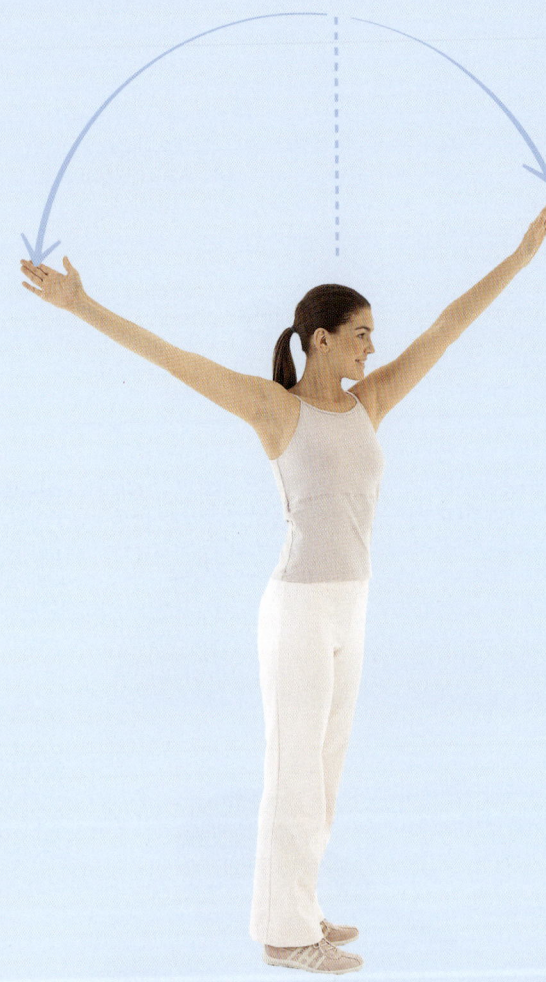

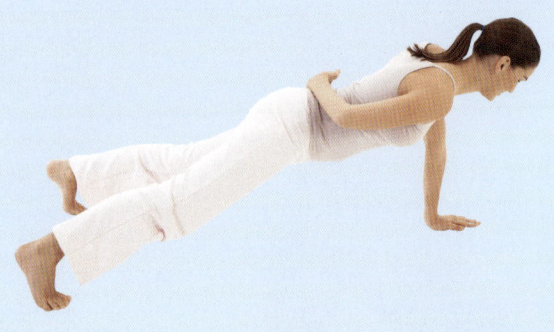

▼2 한 팔로 팔굽혀펴기 자세 취하기

1 먼저 팔굽혀펴기 자세를 취한다(p121 참조). 다리를 벌려 균형을 잡고 한 팔을 약간 가슴 앞쪽으로 옮겨놓는다. 반대 팔을 바닥에서 뗀 다음 10초간 자세를 유지한다. 복부와 엉덩이를 강하게 수축시키면 자세를 유지하기 쉽다. 팔을 바꿔 실시한다.

운동 종류 균형잡기

▼3 앉아서 아령들기

1 의자에 앉은 후, 상체를 숙여 무릎 위에 올려놓는다. 머리는 무릎 앞쪽으로 내밀어 아래로 자연스럽게 떨어뜨리고, 팔은 양옆으로 뻗는다. 아령을 양손에 들고, 손바닥이 마주보게 팔꿈치를 구부려 손을 내렸다가 들어올리기를 반복한다. 손을 내릴 때는 떨어뜨리지 말고 천천히 무게를 제어한다.

운동 횟수 8회(팔을 굽혔다 들어올리는 것을 1회로 계산) 실시
운동 종류 근육 운동-어깨 뒤쪽, 등 상부와 중앙부 근육

▲1 팔흔들기

1 양팔을 곧게 뻗어서 머리 위로 올린다. 천천히 한 팔은 몸통 앞으로, 다른 팔은 뒤로 보낸다. 두 팔이 각각 완전한 원을 그리도록 돌린다. 양팔은 다시 들어올려졌을 때, 서로 엇갈리는 위치에 있어야 한다.

2 팔을 계속 돌린다. 처음에는 연결 동작이 다소 부드럽지 않을 수도 있다. 팔 동작이 자연스러워지면 다리도 가볍게 뛰어준다. 5 ~ 10분간 쉬지 않고 한다.

운동 종류 유산소 운동

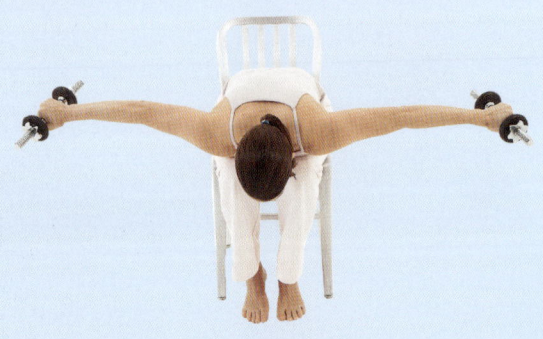

▶ 4 멈췄다 팔굽혀펴기

1 팔굽혀펴기 자세를 취한 후(옆의 1번 사진), 다음의 단계 동작을 진행한다. 1) 팔을 굽혀 몸을 절반쯤 낮춘다. 2) 자세를 유지한다. 3) 다시 몸이 바닥에 닿을락 말락할 정도까지 낮춘다. 4) 다시 절반쯤 올린다. 5) 자세를 유지한다. 6) 몸을 더 올려 처음의 팔굽혀펴기 자세로 돌아간다.

운동 횟수 전 과정을 4회 반복한 다음,
　　　　　잠시 쉬었다가 1번 더 실시
운동 종류 근육 운동−팔과 가슴의 모든 근육

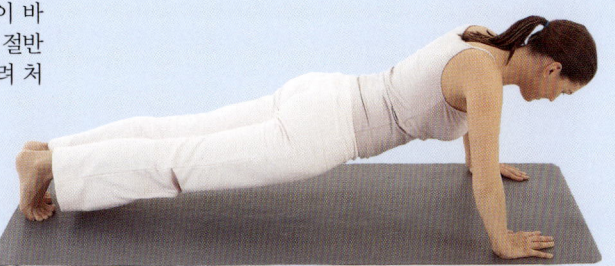

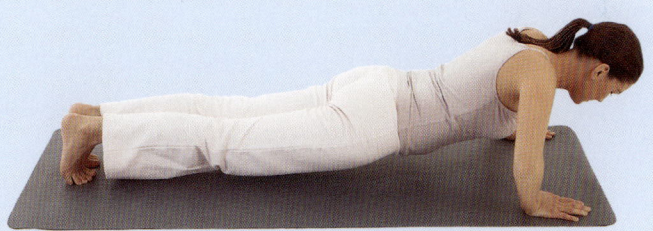

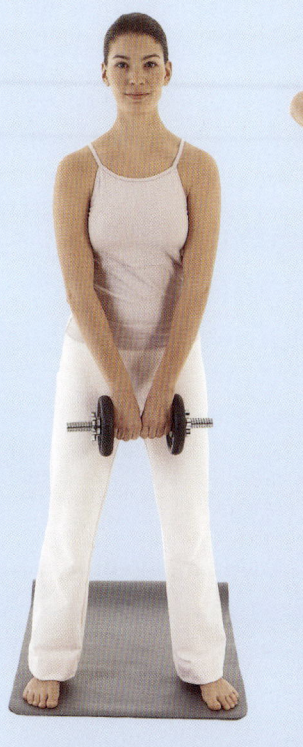
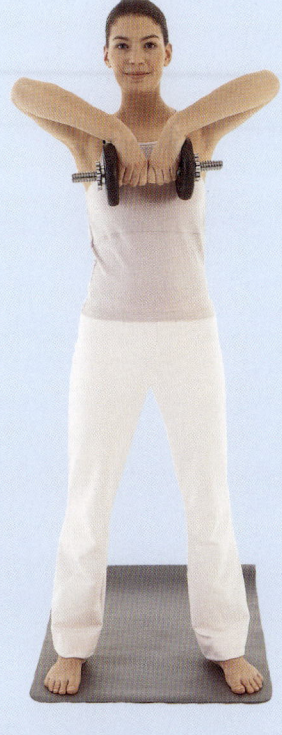

◀ 5 양손 모아 아령들기

1 양발을 골반 넓이로 벌리고 서서, 배를 집어 넣고 양손을 모아 아령을 든다. 아령은 10회 반복테스트(p54 참조)를 통해 미리 적정 중량으로 조정을 해놓는다.

2 아령을 턱 바로 아래까지 들어올린다. 이때 상체를 구부리지 말고 곧게 세운 상태를 유지해야 한다.

운동 횟수 8회(아령이 약간 가볍게 느껴진다면, 더해도 좋다)
　　　　　실시
운동 종류 근육 운동−어깨와 등 상부 근육

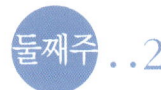

팔과 상체 운동 둘째주‥2

▼ 1 옆으로 뛰기

1 어린아이처럼 옆으로 폴짝폴짝 뛰어나간다. 공간이 좁은 실내라면 원을 그리듯 돌면 된다. 다시 반대 방향으로 뛰면서 양다리를 똑같이 운동시켜준다. 다리 동작이 익숙해지면 팔도 구부린 상태에서 대각선으로 흔들어준다. 10분간 지속한다.

운동 종류 유산소 운동

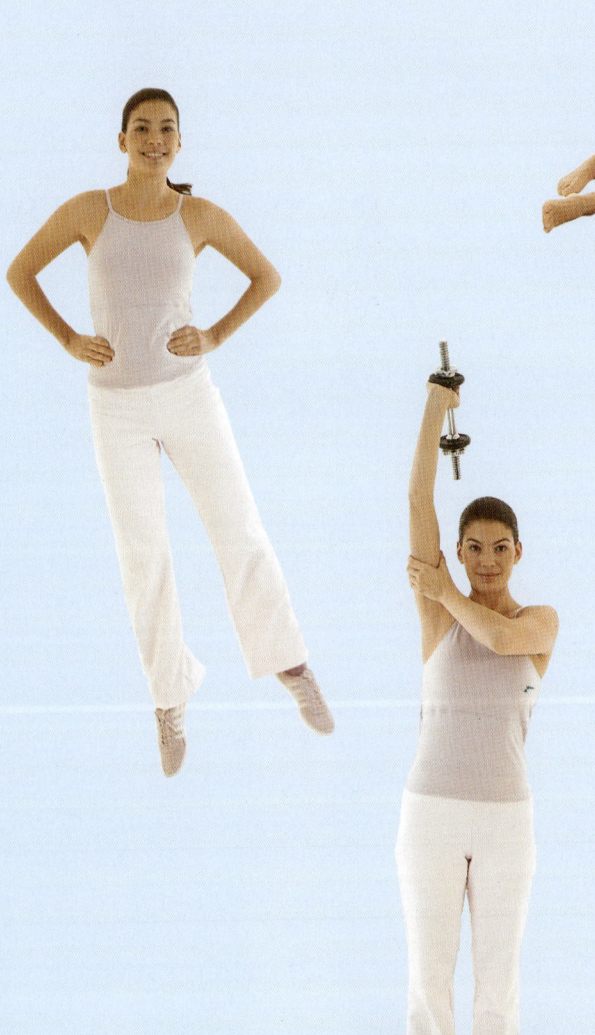

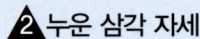

◀ 2 누운 삼각 자세

1 다리를 앞으로 곧게 뻗어 바닥에 앉는다. 손은 양옆에 내려놓는다. 상체를 옆으로 틀어 한 손을 옆으로 짚고, 엉덩이를 들어올려 옆으로 틀어놓는다. 복부 근육을 수축시키고 자유로운 한 팔을 들어올리면 균형 유지가 쉽다. 15초간 유지한 후, 몸을 천천히 낮춘다. 반대편도 똑같이 반복한다.

운동 종류 균형잡기

◀ 3 아령을 이용한 삼두근늘이기 1

1 양발을 골반 넓이로 벌리고 선다. 아령을 한 손에 쥐고 천장을 향해 팔을 들어올린 후, 팔꿈치를 구부려 아령을 어깨 뒤로 내린다. 다른 팔로 팔꿈치를 받치고 상체는 곧게 편다.

2 아령 끝을 천장 쪽으로 밀어 올린다는 느낌으로, 구부린 팔을 다시 편다. 팔을 뻗을 때 등이 젖혀지는 것을 막기 위해 복부에 단단히 힘을 준다. 다시 천천히 아령을 든 손을 어깨 뒤로 내린다.

운동 횟수 구부렸다 펴기를 양팔에 8회씩 실시
운동 종류 근육 운동-삼두근(위팔 뒤쪽 근육)

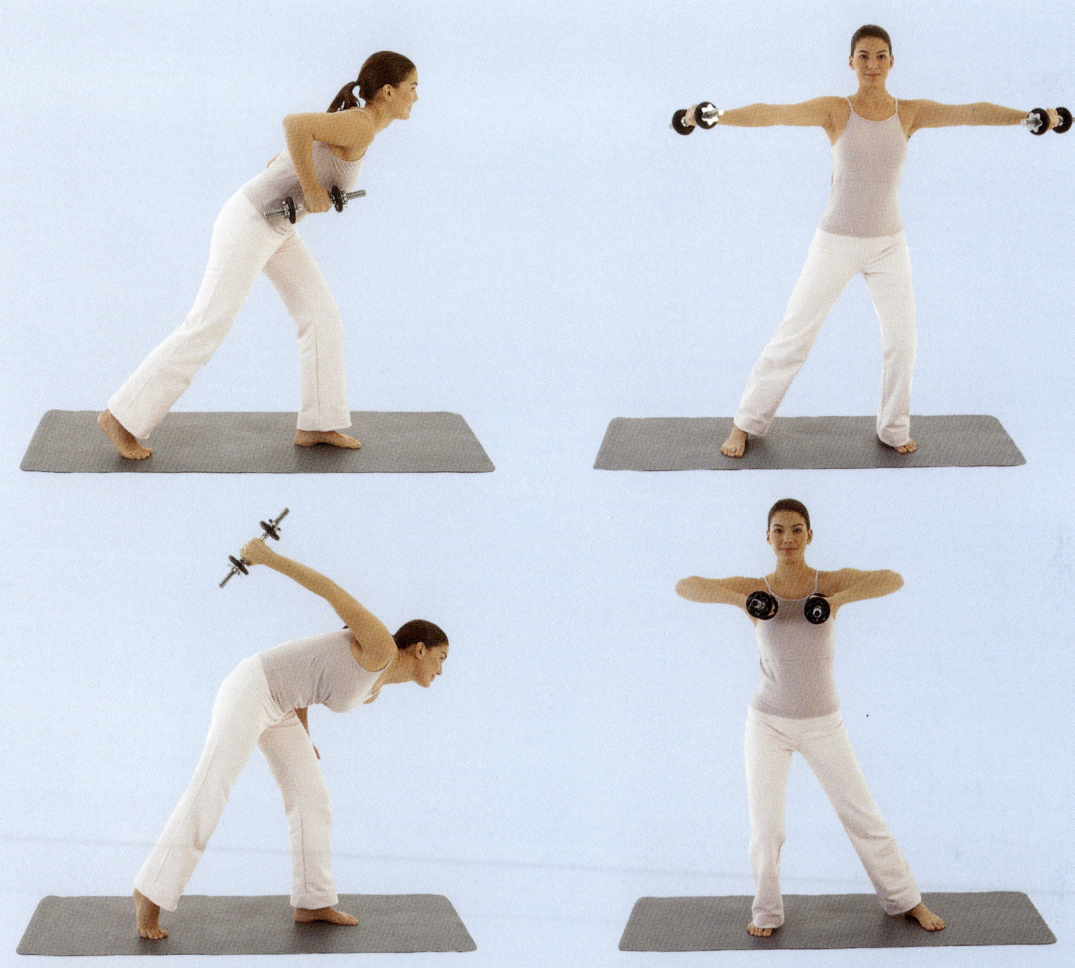

4 아령을 이용한 삼두근늘이기2

1 한 손에 삼두근늘이기를 할 때와 같은 무게의 아
령을 든다. 아령을 든 손과 반대 방향의 발을 앞으
로 성큼 내딛는다. 상체를 숙이며 자유로운 손으로 앞
쪽 다리의 허벅지를 짚는다. 아령을 든 팔의 팔꿈치를
몸 뒤로 보내 천장을 향할 정도로 높이 들어올린다.

2 아령을 든 팔의 팔꿈치 윗부분(위팔)은 고정시켜
놓고 아래팔을 몸 뒤로 뻗는다. 잠시 멈췄다가
다시 구부려 내린다. 상체는 그대로 있고 아령을 들
었다 내리는 아래팔만 따로 떨어진 듯이 움직인다.

운동 횟수 양팔에 8회씩 실시
운동 종류 근육 운동–삼두근(위팔 뒤쪽 근육)

5 아령을 이용한 삼두근늘이기3

1 양손에 아령을 하나씩 들고 바로 선 다음, 손을
가슴 앞으로 모은다. 한 다리를 옆으로 뻗어 한
걸음 내딛는 동시에 양팔을 옆으로 넓게 벌려 바닥
과 수평을 이루게 한다.

2 발을 원래 자세로 끌어당김과 동시에 팔꿈치를
구부려 양손을 다시 가슴 앞에서 만나게 한다.
운동을 하는 동안 복부를 단단히 수축시켜 놓는다.

운동 횟수 16회. 팔과 다리를 함께 움직이다가 힘들면 팔을
떨어뜨리고 다리만 움직이다가 다시 기운을 회
복하여 팔운동을 함께 실시
운동 종류 근육 운동–삼두근(위팔 뒤쪽 근육)

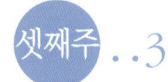
팔과 상체 운동 셋째주 ..3

▼1 쪼그려앉았다 뛰기

1 바로 선 자세에서 손을 머리 위로 뻗고 점프한다. 착지할 때, 무릎을 완전히 굽히고 손으로 바닥을 짚는다.

2 이 상태에서 양다리를 폴짝 뛰듯이 뒤로 뻗어 팔굽혀펴기 자세(p121 참조)를 만든다.

3 다시 앞으로 폴짝 뛰어 쪼그린 자세로 돌아온 후, 공중으로 점프한다. 이런 동작을 8~10회 반복한 후, 가볍게 제자리뛰기를 하여 숨을 고르고 다시 한 세트(8~10회) 더 한다. 이렇게 8분간 실시한다.

운동 종류 유산소 운동

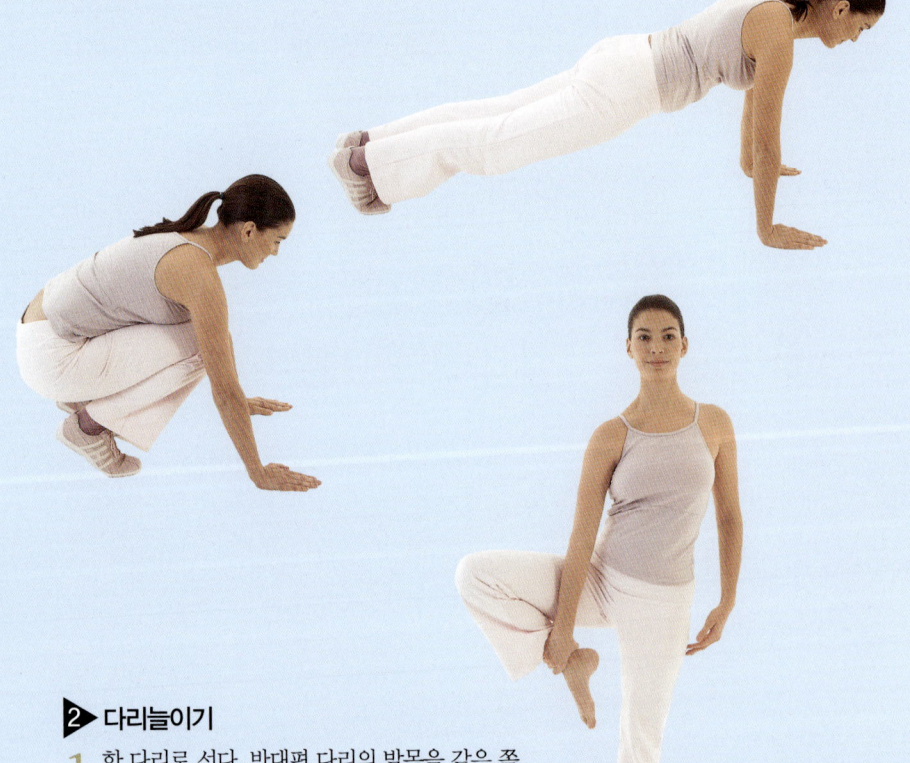

▶2 다리늘이기

1 한 다리로 선다. 반대편 다리의 발목을 같은 쪽 손으로 잡은 뒤, 몸 바깥 쪽으로 들어올려 최대한 곧게 뻗는다. 다리를 번갈아 시도하다보면 균형 잡기가 더 쉬운 쪽이 있을 것이다.

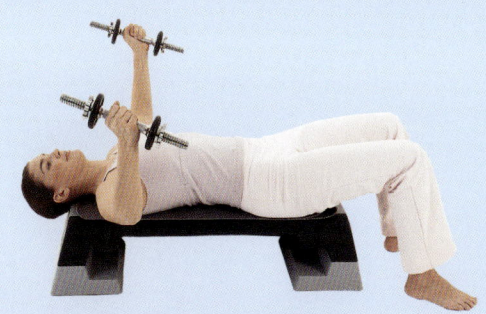

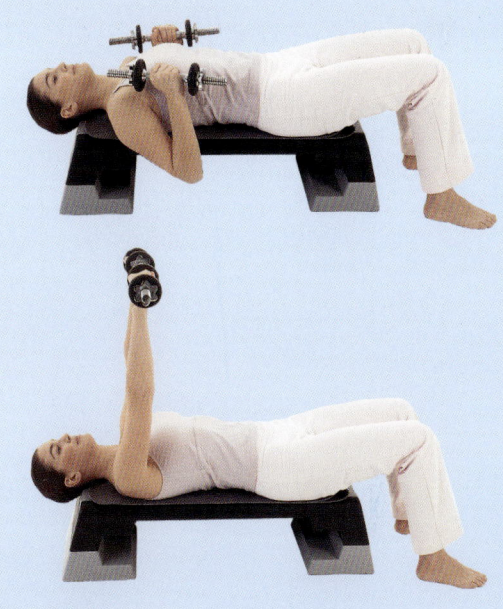

③ 누워서 아령들어올리기 1

1 벤치에 등을 대고 누운 후, 발로 바닥을 짚어 균형을 잡는다. 아령을 양손에 들고 팔을 옆으로 넓게 벌린다. 이때 팔꿈치를 약간 구부려 놓는다.

2 양손이 서로 만날 때까지 천천히 가슴 위로 들어올린다. 그리고 다시 천천히 벌린다. 복부에 힘을 주어 단단히 수축해놓아야, 균형이 유지된다.

운동 횟수 8회 이상(아령의 중량에 따라 달라질 수 있음) 실시
운동 종류 근육 운동-가슴 근육

④ 누워서 아령들어올리기 2

1 벤치에 등을 대고 누운 후, 발로 바닥을 짚어 균형을 잡는다. 양손에 아령을 하나씩 든다. 팔꿈치를 구부려놓고, 손바닥 쪽이 서로 마주보도록 해놓는다.

2 팔을 천장을 향해 곧게 뻗는다. 이때 손목도 천천히 돌려 손바닥 쪽이 발을 향하고 있도록 만든다. 팔을 내리며, 손목도 다시 안쪽으로 틀어 원래의 자세로 돌아간다.

운동 횟수 8회 이상(중량에 따라 달라질 수 있음) 실시
운동 종류 근육 운동-가슴 근육

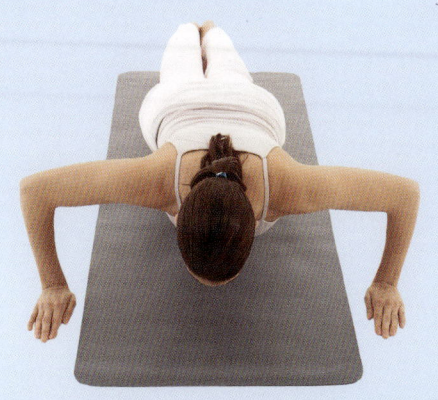

⑤ 팔굽혀펴기

1 등을 반듯하게 편 상태로 양손과 무릎으로 바닥을 짚고 엎드린다. 양손의 넓이를 1m 정도로 넓게 떨어뜨리고, 무릎을 들어올려 다리를 뒤로 곧게 뻗는다. 발가락으로 바닥을 단단히 누른다

2 팔을 이용하여 가슴이 바닥에 거의 닿을 정도까지 몸을 낮춘 다음, 다시 들어올린다.

운동 횟수 10회 한 뒤 잠시 쉬었다가, 다시 10회 반복
운동 종류 근육 운동-팔과 가슴 근육

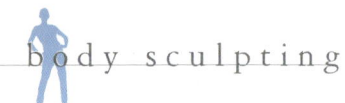
팔과 상체 운동 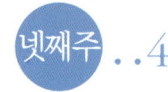 넷째주 ..4

▼ 하늘 높이 뛰어오르기

1 선 자세에서 무릎을 구부리고 손으로 바닥을 짚은 다음, 다시 무릎을 짚었다가 팔을 하늘 위로 쫙 뻗어올리며 높고 힘차게 뛴다.

2 이렇게 8~10회 정도 점프를 한 다음, 숨이 차거나 다리가 많이 아프면 제자리뛰기나 조깅을 해서 몸을 회복한다. 조깅과 점프를 번갈아가며 20분간 한다.

운동 종류 유산소 운동

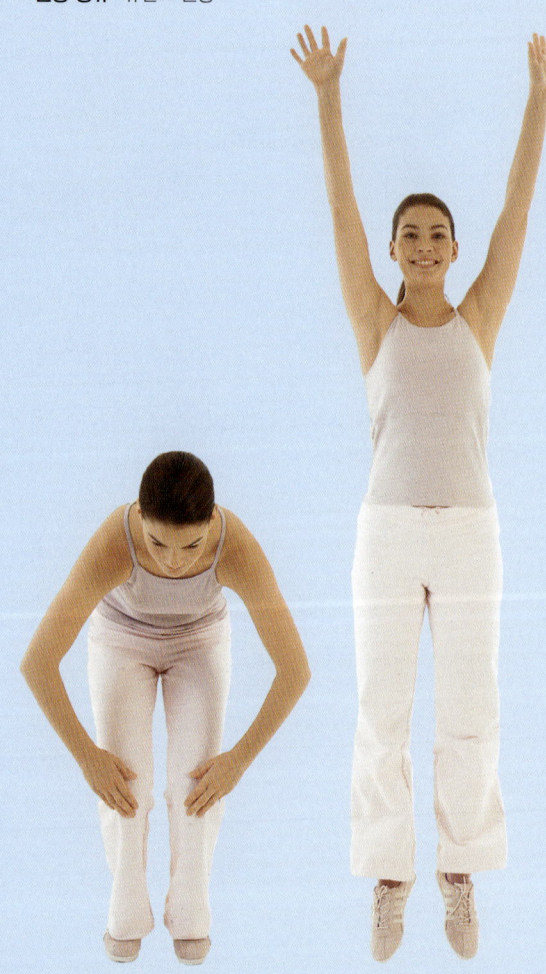

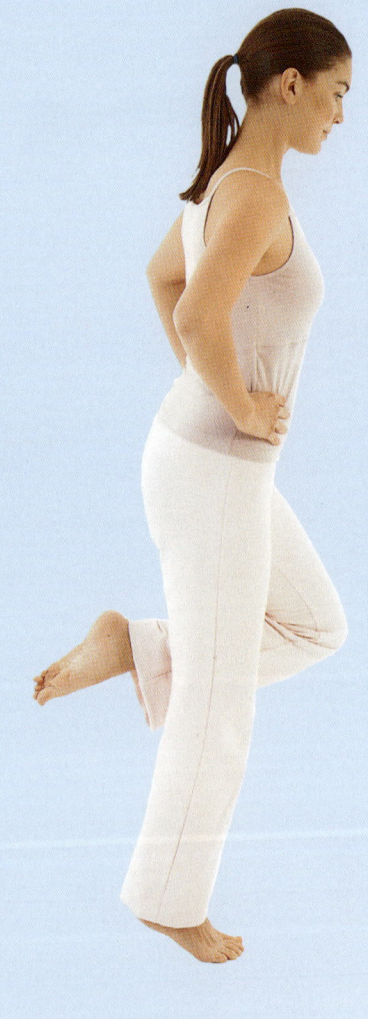

▲ 다리와 발뒤꿈치 들기

1 양발을 골반 넓이로 벌리고 발뒤꿈치를 들고 발가락으로 선다. 배를 당겨서 균형을 잡는다. 이 자세를 유지한 후, 한 발을 바닥에서 떼고 중심을 잡아본다. 다리를 바꾸어 똑같이 실시한다.

운동 종류 균형잡기

▼3 어깨누르기

1 양발을 골반 넓이로 벌리고 선다. 아령을 양손에 들고, 어깨 가까이 끌어올린다. 양팔을 천장을 향해 뻗어올렸다가 조심스럽게 내린다. 힘이 들면 허리가 뒤로 젖혀질 수 있으니 주의한다.

운동 횟수 8회 실시
운동 종류 근육 운동-어깨 근육

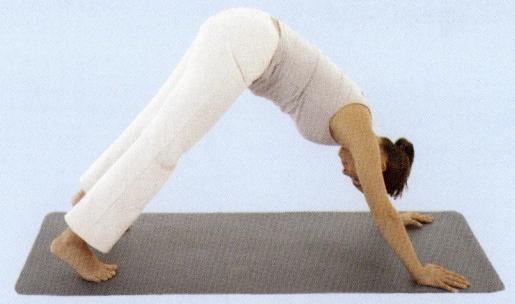

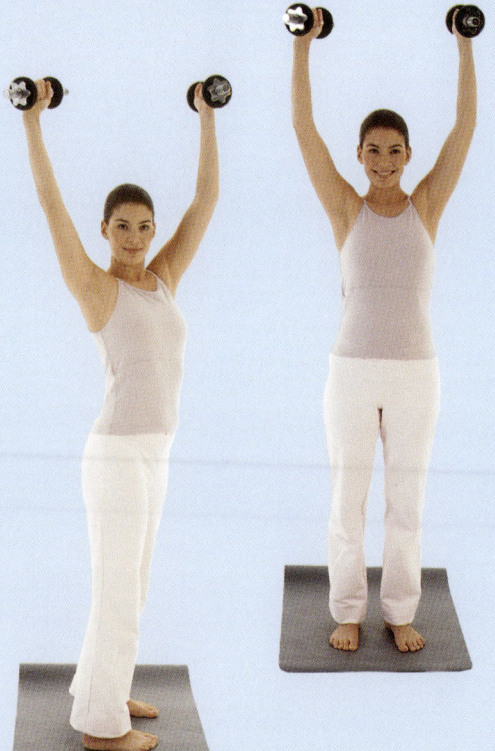

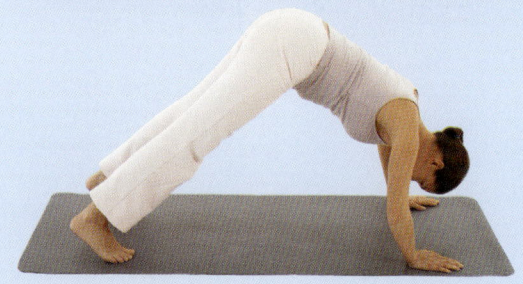

▲5 호랑이 팔굽혀펴기

1 팔굽혀펴기 자세(p121 참조)를 취하되 배를 밀어넣고 엉덩이를 천장 쪽으로 높이 올려서 몸 전체가 거꾸로 선 V자가 되게 만든다.

2 이 상태에서 팔을 굽혀서 머리를 바닥 쪽으로 낮추려고 노력한다. 다시 팔을 곧게 펴서 몸을 들어올린다. 이 동작은 어깨를 단련시키는 효과가 있다.

운동 횟수 10회 실시
운동 종류 근육 운동-어깨 근육

▲4 비틀면서 어깨누르기

1 위의 어깨누르기와 같은 동작을 하되 팔을 위로 뻗을 때 상체를 45도 각도로 옆으로 튼다. 이렇게 하면 한 쪽 어깨에 보다 많은 무게가 실리게 된다. 팔을 내릴 때 몸을 다시 정면으로 되돌린다.

운동 횟수 몸을 오른쪽, 왼쪽 교대로 트는 것을 1회로 계산했을 때, 8회 실시
운동 종류 근육 운동-어깨 근육

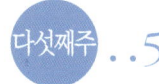

팔과 상체 운동 다섯째주..5

1 유산소 운동_컴비네이션 1

아래의 운동들을 섞어서 25분간 한다.

- 팔흔들기(p120 참조)
- 옆으로 뛰기(p122 참조)
- 쪼그려앉았다 뛰기(p124 참조)
- 하늘 높이 뛰어오르기(p126 참조)

호흡을 규칙적으로 유지한다. 만약 너무 힘이 들면, 잠시 속도를 늦추어 숨을 고른다.

운동 종류 유산소 운동

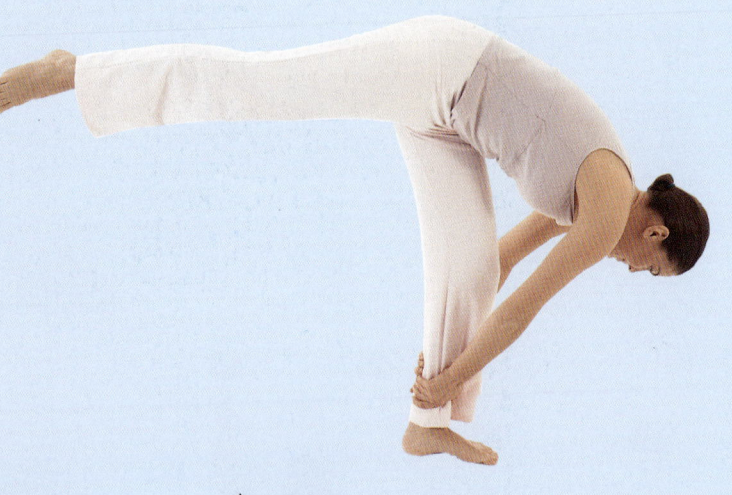

2 버티기

1 선 자세에서 몸을 앞으로 굽혀서 양손으로 한쪽 발목을 잡는다. 반대쪽 다리를 뒤로 최대한 높이 들어올린다. 체중을 지탱하는 다리의 무릎 가까이 머리를 붙이고 다리를 곧게 뻗으려고 노력한다. 다리를 바꾸어 실시한다. 균형을 잡기 힘들다면, 뒤로 뻗은 다리를 바닥에 내려놓아 본다.

운동 종류 균형잡기

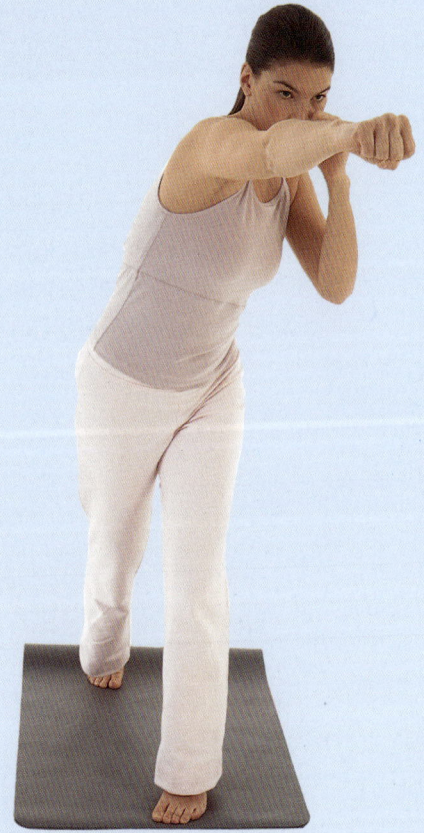

3 권투 동작 응용1

1 양발을 번갈아 바닥을 구르며 가볍게 뛴다. 손은 앞으로 모아 권투에서 잽을 날리듯, 한 손을 재빠르고 힘차게 뻗었다가 거둬들인다. 양손을 빠르게 번갈아가며 연속적으로 잽을 날린다. 앞에 펀칭백이 있다는 느낌으로 팔을 바꾸어가며 운동한다.

운동 횟수 5분간 계속
운동 종류 근육 운동-위팔과 어깨, 그리고 등의 상부와 중앙부 근육

▶④ 한 팔로 아령들기 1

1 한 쪽 무릎을 벤치나 낮은 의자에 올린다. 반대
쪽 팔은 아령을 든 채로 아래로 떨어뜨려놓는
다. 다른 한 팔로 벤치를 짚어 체중을 싣는다.

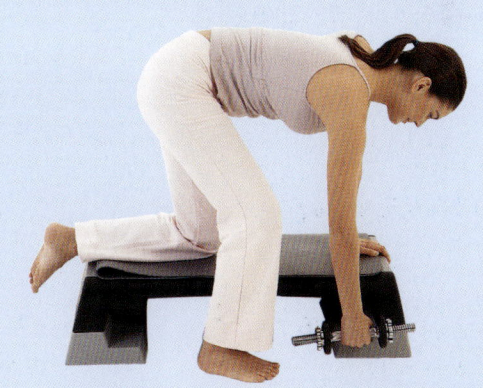

2 아령을 든 팔의 팔꿈치를 천장 쪽으로 끌어올
리며 아령을 가슴 가까이 붙인다. 잠시 멈췄다
가 내린다.

운동 횟수 양팔에 각 8회씩 실시
운동 종류 근육 운동–위팔과 어깨 근육

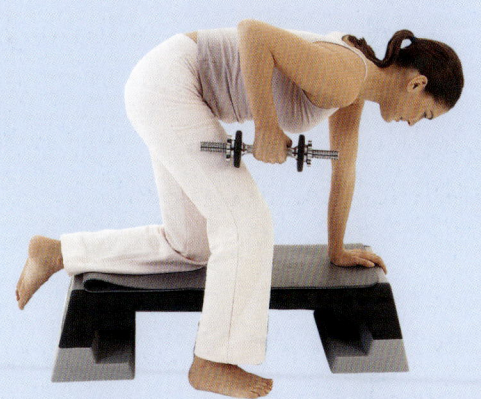

▼⑤ 하늘날기

1 벤치 위에 배를 대고 엎드린 후, 팔을 양옆으로
뻗는다. 이 상태에서 양팔을 위로 약간 든 다음
다시 내린다. 규칙적으로 호흡하고 복부를 수축시
킨다.

운동 횟수 15회 반복한 후, 잠시 쉬었다가 다시 15회 실시
운동 종류 근육 운동–견갑골 사이의 근육들

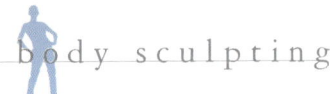

팔과 상체 운동 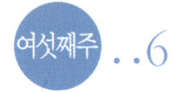 여섯째주 ..6

1 유산소 운동_컴비네이션 2

아래의 운동들을 섞어서 30분간 한다.

• 팔흔들기(p120 참조)
• 옆으로 뛰기(p122 참조)
• 쪼그려앉았다 뛰기(p124 참조)
• 하늘 높이 뛰어오르기(p126 참조)

심박수를 증가시키고 훈련 강도를 높이려면 각 운동 사이에 1분간의 제자리뛰기를 끼워넣는다.

운동 종류 유산소 운동

2 물구나무서기

1 서 있는 자세에서 양손을 바닥에 내려놓고 그 사이에 머리를 넣는다. 한 쪽 다리를 바닥에서 뗀 다음, 나머지 다리도 위로 차올려 양손으로만 몸을 지탱한다. 위로 올라간 발로 벽을 짚어도 된다. 천천히 한 다리씩 바닥으로 내려서 바로 선다.

운동 종류 유산소 운동

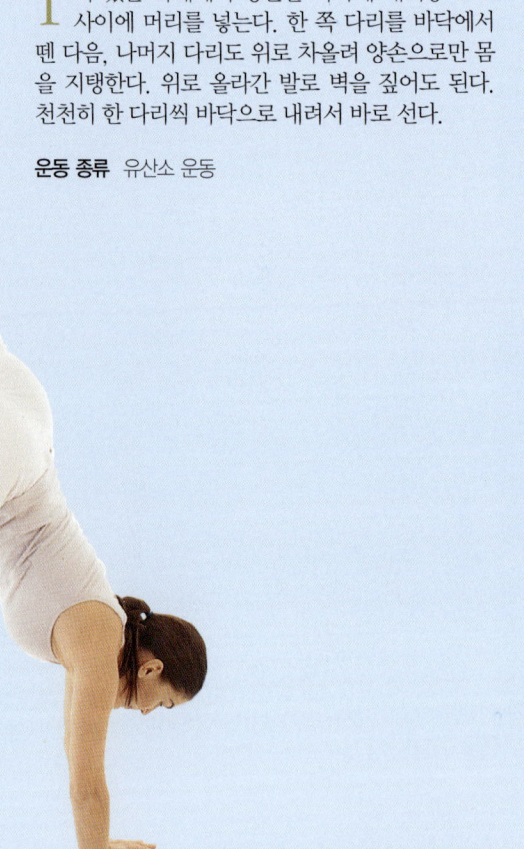

3 중국식 팔굽혀펴기

1 팔굽혀펴기 자세(p121 참조)를 취하되 손을 어깨 넓이로 벌리고 팔꿈치를 몸 쪽으로 붙여 놓는다. 팔을 굽힐 때 팔꿈치가 몸통 옆을 스치도록 해서 삼두근 근육을 단련시킨다. 같은 방식으로 팔을 펴고 몸을 들어올린다.

운동 횟수 굽혔다펴기를 1회로 계산했을 때, 20회 실시
운동 종류 근육 운동-위팔

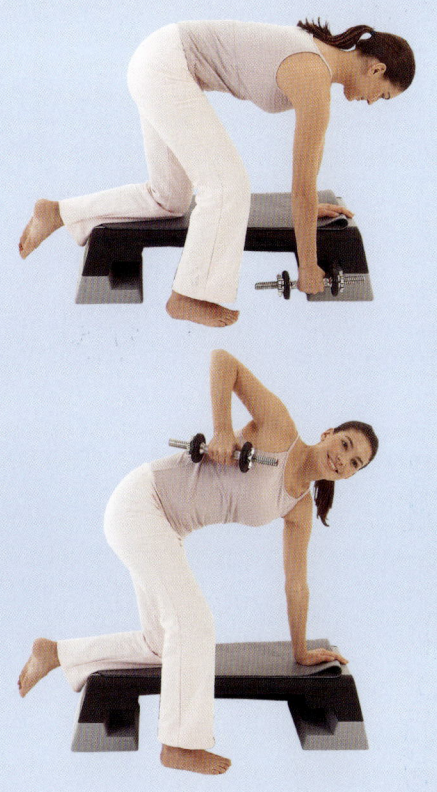

◀4 한 팔로 아령들기 2

1 한 쪽 손에 아령을 들고 한 팔로 아령들기 1(p129 참조) 자세를 취한다.

2 역시 같은 방식으로 팔을 들어올리되 상체도 아령을 든 팔 쪽으로 완전히 튼다. 팔을 내리면서 상체도 원상태로 틀어서 바닥을 향하게 한다.

운동 횟수 양팔에 8회씩 실시
운동 종류 근육 운동-흉곽 상부와 외복사근(옆배), 그리고 위팔 근육

▶5 권투 동작 응용 2

1 권투 동작 응용 1(p128 참조)처럼 가볍게 뛰며 잽을 날린다. 그러나 이번에는 약간의 어퍼컷을 더한다. 마치 상대의 턱을 올려친다는 느낌으로 몸 전체를 이용하여 주먹을 힘차게 아래에서 위로 뻗는다. 양팔을 번갈아가며 잽과 어퍼컷을 날린다. 숨이 가쁠 정도가 되어야 한다.

운동 횟수 양팔에 2분씩 실시
운동 종류 근육 운동-위팔, 어깨, 가슴 근육

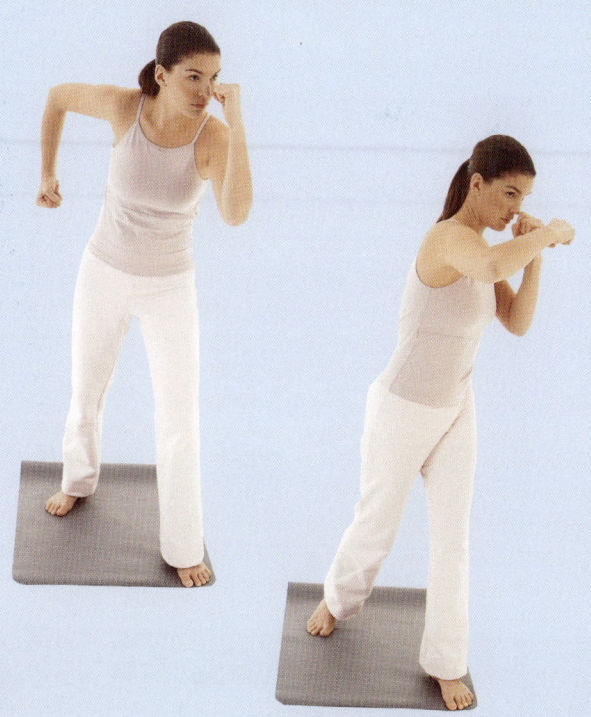

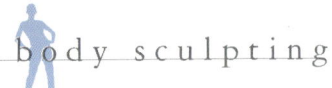
팔과 상체 운동·· 마무리 스트레칭

▼ 목늘이기

1 배를 당기고 똑바로 서서 양손으로 머리 뒤를 감싼다. 어깨를 숙이지 않도록 주의하며 오직 머리만 앞으로 내린다. 손에 무게를 실어 머리를 아래로 지그시 누르며 목 근육을 늘여준다. 10~15초 간 유지한 후, 푼다.

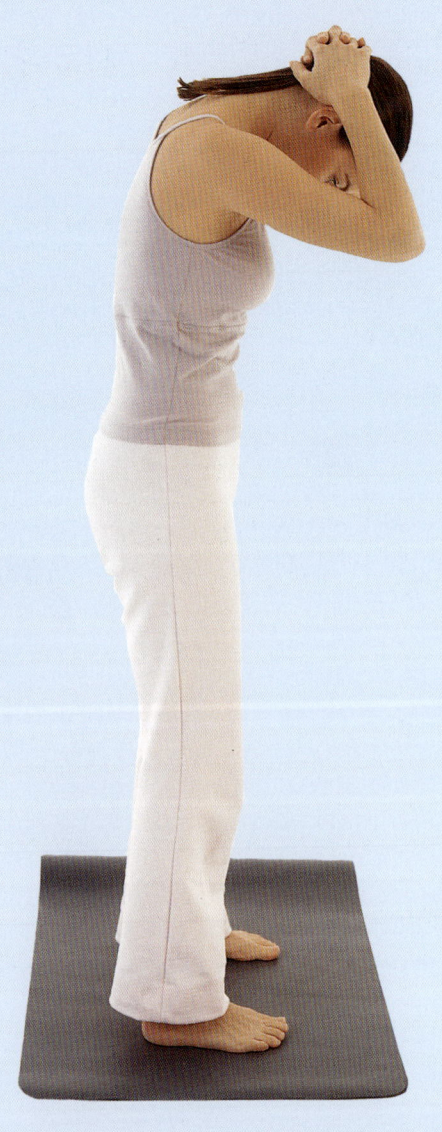

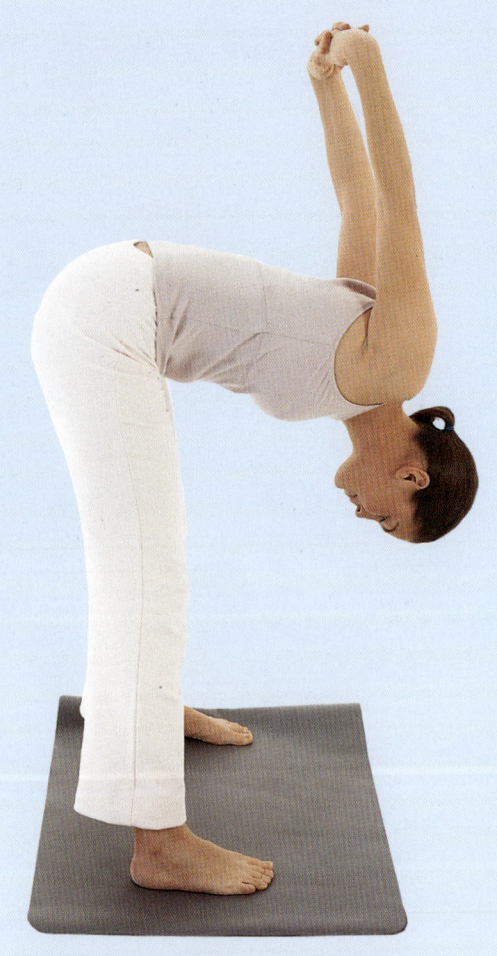

2 뒤로 깍지 낀 팔 들어올리기

1 양발을 어깨 넓이로 벌리고 서서 손을 등 뒤로 보내 깍지를 낀다. 상체를 숙이며 깍지 낀 손을 위로 높이 들어올려 최대한 앞으로 보낸다. 10~15 초간 유지한 후, 팔을 내리며 상체를 들어올린다. 다시 한 번 반복한다.

▼3 상체 말기

1 엉덩이를 뒤로 내밀고 무릎을 구부려 엉거주춤
한 자세를 취한다. 양손으로 각각 반대쪽 무릎
을 엇갈리게 잡는다. 배꼽을 척추 쪽으로 당기고 상
체를 최대한 둥글게 만다. 호흡을 규칙적으로 하며
몇 초간 유지한 후, 다시 등을 곧게 펴고 선다. 3번
더 반복한다.

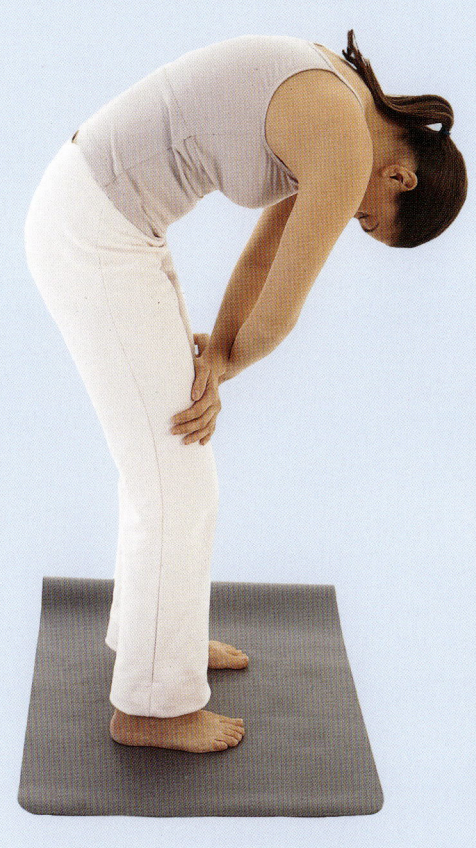

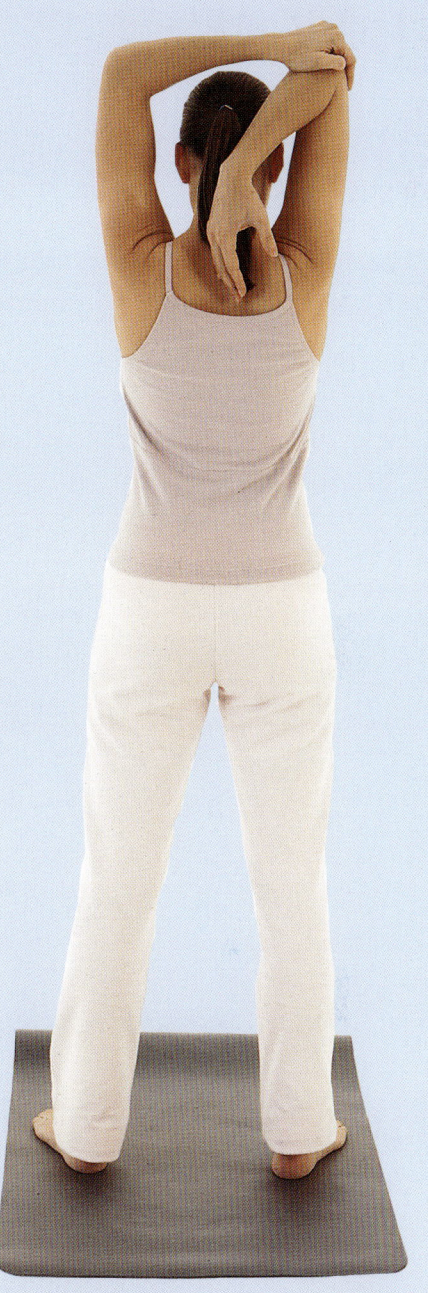

▲4 삼두근늘이기

1 어깨를 벌리고 바로 선 다음, 오른손을 오른쪽
어깨 뒤로 보낸다. 왼팔로 오른 팔꿈치를 눌러
서 더 뒤로 보내도록 한다. 허리가 꺾이지 않도록
복부를 단단히 수축시킨다. 10~15초간 유지한 후,
왼팔도 같은 방식으로 늘여준다.

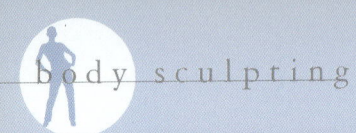

나에게 맞는 프로그램을 만들자

4개의 6주 프로그램 중 적어도 하나를 완성하고 나면, 슬슬 운동의 참맛이 느껴지기 시작할 것이다. 이 책에 소개된 프로그램들은 모두 한 주 단위로 난이도가 높아지게끔 구성되어 있다. 만약 여기서 운동 강도를 더 높이고 싶다면 언제든 동작을 반복하는 횟수를 늘이면 된다. 또한 일주일 동안 실시하는 운동의 횟수를 늘이는 것도 좋은 방법이다. 이 프로그램들의 목표는 적어도 일주일에 3회 이상 짜여진 과정에 따라 운동을 하는 것이다. 이것을 4회로 늘일 수 있다면, 물론 효과도 훨씬 커질 것이다.

 ### 가장 좋은 시간을 고르자

운동을 할 때는 맑은 정신으로 동작 하나하나에 집중해야 한다. 거의 모든 동작의 기본 자세는 어깨를 당당하게 펴고, 배를 당기고 몸통을 바짝 조이며 똑바로 서는 것이다.

전 과정을 모두 끝낼 때까지 주변으로부터 방해받을 염려가 없는 시간대를 찾아보자. 이왕이면 늘 일정한 시간에 운동을 하는 것이 좋다. 그리고 일단 시작하면 무슨 일이 있어도 끝을 보겠다는 결심을 해야 한다. 전화나 텔레비전에 주의를 빼앗기는 일이 없도록 마음을 다잡자.

유산소 운동은 각 프로그램에서 매우 중요한 역할을 하는 부분이므로 절대 빼먹거나 흐지부지 끝내서는 안 된다. 이 운동 형태는 지방을 태워 에너지로 전환시켜주기 때문에 체지방을 줄이는 데 탁월한 효과가 있다. 따라서 몸매 관리에 결코 빠져서는 안 되는 핵심 운동이라 할 수 있다.

 ### 내 몸의 변화를 파악하자

집중 공략할 신체 부위를 정하고 프로그램을 따라가다 보면 어느덧 그 부위의 근육이 서서히 원하는 방향으로 모양을 갖춰 나가고 있다는 사실을 깨닫게 될 것이다.

이렇게 6주를 보냈다면 이제는 거울 앞에서 자신의 모습을 전체적으로 한번 평가해볼 필요가 있다. 지금의 몸 상태를 정확히 알아야 다음 단계를 정할 수 있기 때문이다. 예를 들어, 상당량의 체지방을 줄인 결과 엉덩이가 납작하게 쳐졌다는 식의 평가가 나오면 다음 집중 공략 대상의 윤곽을 잡기가 훨씬 쉬워진다.

이 책의 프로그램들은 모두 융통성 있게 짜여졌기 때문에 목표 부위에 맞게 각기 다른 프로그램들을 적당히 섞어서 활용해도 좋다. 어쨌든 6주마다 하나씩 운동 프로그램을 정복해나간다면 뚜렷한 목적과 도전의

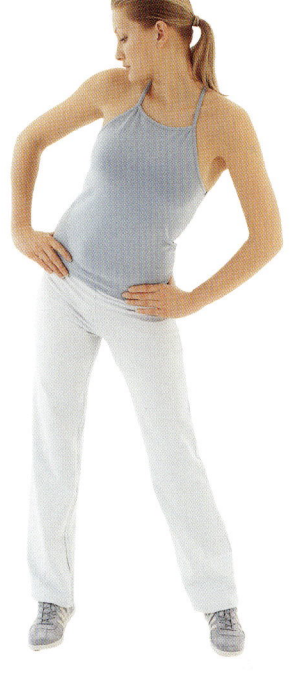

식을 가지고 삶을 즐길 수 있을 것이다.

 나만의 프로그램을 만들자

- 허리가 굵은 사람은 어깨 근육을 발달시켜주는 팔과 상체 운동을 하는 것이 좋다. 이 렇게 하면 상대적으로 허리가 가늘어 보이는 효과가 있다.
- 굵은 허벅지가 걱정이라면 허벅지와 종아리 프로그램을 시작하자.
- 엉덩이가 크다고 느끼는 사람들은 엉덩이와 골반 프로그램을 끝낸 뒤, 곧이어 허벅 지와 종아리 프로그램을 하면 큰 효과를 볼 수 있다.
- 배 운동을 열심히 했는데도 여전히 만족스럽지 못하다면 이번에는 유산소 운동에 역 점을 두고 배와 옆구리 프로그램을 다시 한 번 해보자.
- 여기저기 변화를 원하는 부위가 나뉘어져 있다면 각 프로그램에서 필요한 동작들을 골라 자신만의 프로그램을 만들어보자.

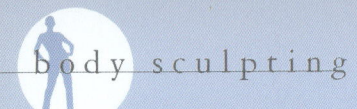

운동을 포기하지 않는 비결

피곤하다, 재미없다. 시간이 없다는 핑계로 운동을 멀리 하기 시작하면 우리의 몸과 마음도 건강에서 멀어지게 된다. 힘들어도 하기 싫어도 5분만이도 시간을 내어 일단 시작해보자. 한번 시작했으면 반드시 끝을 봐야 한다는 각오로! 그러면 몸이 변하면서 마음도 변하는 기쁨을 맛보게 될 것이다.

어느 정도 시간이 지나면 열심히 하던 운동에도 차츰 흥미가 떨어지기 마련이다. 규칙적인 운동을 생활화하기가 말처럼 쉽지 않은 이유가 여기에 있다. 이 책의 6주 프로그램들은 매번 눈에 보이는 정확한 목표를 제시하고 있다는 점에서, 이 같은 어려움을 극복하는 대안이 될 수 있다.

6주 프로그램을 하나씩 끝낸 후에는 자신의 모습을 거울에 비춰보며 마음껏 즐기도록 하자. 이렇게 6주간의 노력이 거듭되다보면 어느 새 나의 모습은 안팎으로 놀랄 만큼 변해 있을 것이다. 이렇게 노력한 자기 자신에게 충분한 상을 주어 의지를 더욱 북돋우는 것도 잊지 말자.

6주 프로그램 하나를 끝내고 난 다음에 바로 다음 프로그램으로 들어가고 싶은 마음이 안 생긴다 해도 크게 걱정할 필요는 없다. 대신 몇 주 동안 다른 종류의 스포츠를 즐겨보자. 근육을 다듬고 몸매를 아름답게 만드는 데 중요한 것은 어떤 형태의 운동이든 정기적으로 지속하는 습관이다. 이 책을 항상 옆에 두자. 그리고 언제든 몸이 약간의 조율을 필요로 한다고 느껴질 때, 필요한 프로그램을 찾아서 시작하도록 하자. 이때 중요한 것은 한 번 시작했으면 반드시 끝을 봐야 한다는 사실이다!

운동을 포기하지 않는 비결

• 운동을 하기 싫은 날도 분명 있을 것이다. 그래도 그 느낌을 무시하고 일단 시작을 해보도록 하자. 단 5분이라도 운동을 하다보면 십중팔구는 스스로도 놀랄 정도로 기분이 나아지면서 끝까지 해야 겠다는 생각이 들 것이다. 또

한, 그렇게 해서 정해진 운동 과정을 모두 마치고 나면 스스로가 뿌듯하고 자랑스러울 것이다.

- 피곤하다는 이유로 운동을 거르지 말자. 당장은 손가락 하나 까딱할 힘도 없다는 마음이 들어도 서서히 가벼운 운동을 시작 하다보면 어느 새 새로운 에너지가 솟아날 것이다. 그렇게 정해진 운동 프로그램을 따라 가다보면 근육에 크고 작은 변화들이 보기 좋게 나타날 것이다. 이것은 결과적으로 자세와 체력을 향상시켜 예전보다 피로감을 덜 느끼게 만들어줄 것이다. 그리고 가시적인 결과 덕분에 운동에 대한 의욕과 의지가 한층 더 높아질 것이다.

- 시간이 없다는 핑계를 대지 말자. 정말 시간이 없더라도 어쨌든 5분이라도 시간을 만들어보자. 유산소 운동을 규칙적으로 하다보면 출근 시간에 버스를 잡으려고 뛰는 일도 더 이상 힘들게 느껴지지 않을 것이다. 이렇게 기초 체력이 튼튼해지면 업무와 일상 생활을 모두 처리한 후에도 여전히 자신을 위해 쓸 시간과 에너지가 남아 있게 될 것이다.

- 그래도 정말 운동을 하고 싶지 않다면 멋진 운동화 한 켤레를 사보는 것은 어떨까. 때로는 작은 변화가 생활을 바꿀 수 있다.

- 한 번 운동을 걸렀다고 해서 절대 포기해서는 안 된다. 이런 일은 6주 프로그램을 무사히 끝내는 데 큰 걸림돌이 되는 경우가 많다. 이 고비를 무사히 넘겨야 원하는 목표를 이룰 수 있다.

- 날마다 비슷비슷한 운동을 하다보면 싫증이 날 수도 있다. 그럴 때는 이 책에 나오는 각 프로그램들로부터 원하는 동작들을 뽑아 재구성을 해봐도 좋다. 원래 하고 있는 프로그램을 며칠 정도 중단하고 마음에 드는 몇 가지 동작들을 골라서 해보자. 원한다면 그냥 스트레칭만 계속 해도 되고 유산소 운동만 해도 상관없다.

- 프로그램을 시작하기 전에 자기의 모습을 사진으로 찍어두자. 이 사진이 목표를 향해 지속적으로 나아가는 데 큰 도움이 되어줄 것이다.

튼튼한 허리를 만드는
척추 강화 운동

보다 유연하게

산후 운동으로 되찾는 몸매

흐트러진 몸매 가꾸기

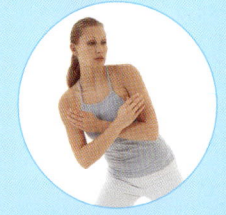

corrective
shaping

지금까지 우리는 이 책을 다양하게 활용하는 방법을 살펴보았다.

그러나 뭐니뭐니 해도 가장 중요한 것은 항상 손닿는 곳에 책을 두는 것!

그리고 자기 몸에서 만족스럽지 못한 부위를 발견했을 때,

언제든 펼쳐드는 것이다.

유연하고 건강하게

몸매만들기의 핵심은 필요한 신체 부위를 강화시키면서 동시에 유연성을 증가시키는 것이다. 이것은 겉으로 보이는 몸매에 큰 영향을 미칠 뿐 아니라 전반적인 건강에도 매우 중요하다.

지금까지 우리는 이 책을 다양하게 활용하는 방법을 살펴보았다. 그러나 뭐니뭐니 해도 가장 중요한 것은 항상 손닿는 곳에 책을 두는 것! 그리고 자기 몸에서 만족스럽지 못한 부위를 발견했을 때, 언제든 펼쳐 드는 것이다. 만약 신체 전반의 기능을 향상시키는 데 치중하고 싶다면 언제든 다른 책에서 소개하는 운동법들을 가져다 이 책의 프로그램에 접목시키면 된다.

만약 다른 스포츠나 운동을 하고 있지만 마음 한구석에 특정 부위를 집중적으로 관리하고 싶은 생각이 있었던 사람들은 이 책에서 필요한 동작들을 골라 지금 하고 있는 운동에 끼워넣어도 좋다. 이렇게 이 책은 언제든 필요할 때 꺼내볼 수 있는 유용한 지침서가 되어 줄 것이다.

전반적인 건강

몸매만들기의 핵심은 필요한 신체 부위를 강화시키면서 동시에 유연성을 증가시키는 것이다. 이것은 겉으로 보이는 몸매에 큰 영향을 미칠 뿐 아니라 전반적인 건강에도 매우 중요하다. 처음 운동을 시작할 때는 많은 사람들이 당장 눈에 보이는 결과만을 쫓는 경향이 있다. 그러나 얼마 지나지 않아 몸매를 멋지게 가꾸는 것만큼이나 신체의 기능과 체력의 향상이 중요하다는 사실을 깨닫게 된다.

여기서는 운동 중에 가장 다치기 쉬운 신체 부위인 허리를 강화시키는 운동법이 소개되어 있다. 142~143쪽에 나오는 동작들은 척추를 따라 길게 자리하고 있는 척추기립근을 강화시켜줄 것이다. 더불어 몸통 주변의 다른 근육들까지 강하게 단련시켜놓으면 척추를 보호하는 데 큰 도움이 될 것이다.

유연성을 강화시키는 스트레칭법도 소개할 것이다. 몸의 유연성은 나이가 들어감에 따라 조금씩 줄어들기 마련이다. 거기다 너무 앉아서만 생활을 하면 몸은 더욱 빠르고 쉽게 굳어버리고 만다. 144~147쪽에는 근육과 인대를 이완시키고 유연성을 높이는 데 도움이 될 '발달 스트레칭' 동작들이 몇 가지 소개되어 있다. 몸의 전반적인 근육들을 늘이고 유연하게 만들고 싶다면 이런 스트레칭 운동을 정기적으로 하도록 하자.

마지막으로, 어느 정도 운동을 하다보면 특정 신체 부위보다는 전반적인 건강에 좀더 치중하고픈 시기가 올 것이다. 특히 임신과 출산 같은 큰 신체적인 변화를 겪은 후에는 몸을 회복시키기 위해 특별한 노력을 기울여야 한다. 10개월간의 임신 기간에다 수면 부족에 시달리며 갓난아기를 보살펴야 하는 힘든 시기를 보낸 여성의 몸은 전반적인 교정을 필요로 한다. 다음의 148~153쪽에 나오는 운동들은 이런 여성들의 체력 관리와 몸매 교정 등 산후 회복에 큰 도움을 줄 것이다.

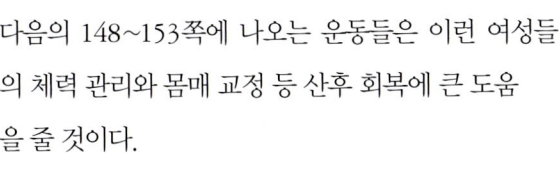

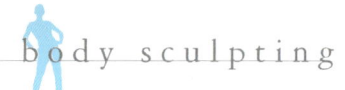

튼튼한 허리를 만드는 척추 강화 운동

••• **척추 교정 운동**

요통은 무거운 물건을 든다든가 평상시에 익숙하지 않은 자세로 허리에 무리를 주는 등, 허리를 잘 관리하지 못한 데서 생겨난다. 특히, 평소에 척추 주변 근육을 잘 단련해놓지 않으면 부상의 위험이 높다.

필요한 경우, 체중을 줄이는 것이 운동의 시작이다. 과도한 체지방을 줄이는 가장 빠른 방법은 유산소 운동이다. 이 책에 나오는 여러 가지 유산소 운동법을 참고로 20~30분간의 프로그램을 짜서 매일 실천하도록 하자. 허리에 심각한 문제가 있는 경우에는 뜀뛰기처럼 충격이 많이 가해지는 운동은 피해야 한다.

유산소 운동이 끝나면, 다음 단계는 척추를 따라 길게 자리하고 있는 척추기립근을 강화시키는 것이다. 아래의 3가지 동작들과 더불어 등 근육 강화에 좋은 동작들을 살펴보도록 하자.

- 버티기1(p66 참조)
- 아랫배 운동1(p69 참조)
- 거꾸로 아치와 다리뻗기(p72 참조)

▼**1 길게 늘이기1**

1 배를 대고 엎드린 후, 양팔꿈치를 구부려 귀 뒤에 갖다 댄다. 엉덩이 근육을 수축시키면서 머리와 어깨를 바닥에서 들어올린다. 최대한 상체를 높게 들었다가 천천히 바닥으로 내린다.

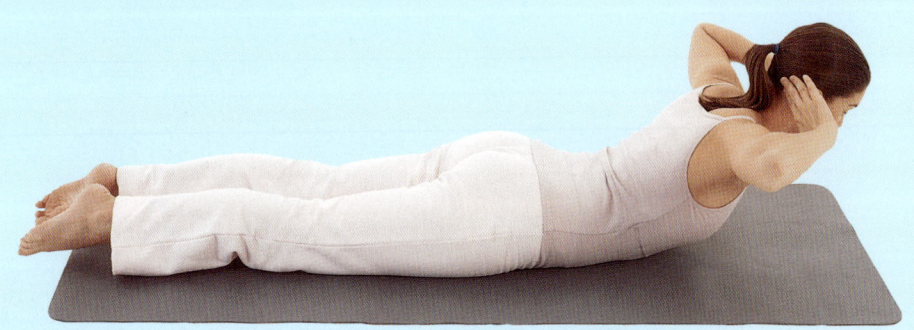

2 이 동작의 난이도를 좀더 높이려면 누워서 양
팔을 앞으로 뻗는다. 그리고 머리와 어깨를 들
어올릴 때 팔도 함께 들어올리고 내릴 때는 움직임
을 제어해가며 천천히 낮춘다.

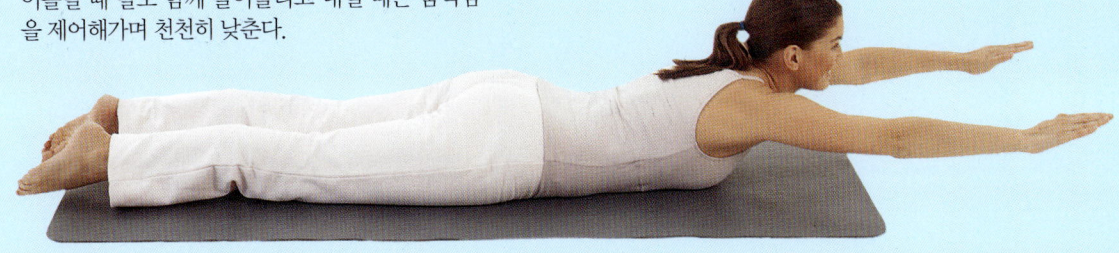

▼2 바닥 짚은 슈퍼맨 자세 2

1 74쪽에 나오는 바닥 짚은 슈퍼맨 자세 1을 취
하되, 이번에는 긴 봉을 준비해서 다른 사람에
게 척추를 따라 얹어달라고 하자. 그리고 천천히 한
쪽 팔과 반대쪽 다리를 바닥에서 들어올린다. 봉이
떨어지지 않도록 복부와 등 근육을 강하고 안정감
있게 수축시킨다.

2 팔과 다리의 방향을 바꿔, 같은 요령으로 자세
를 유지한다.

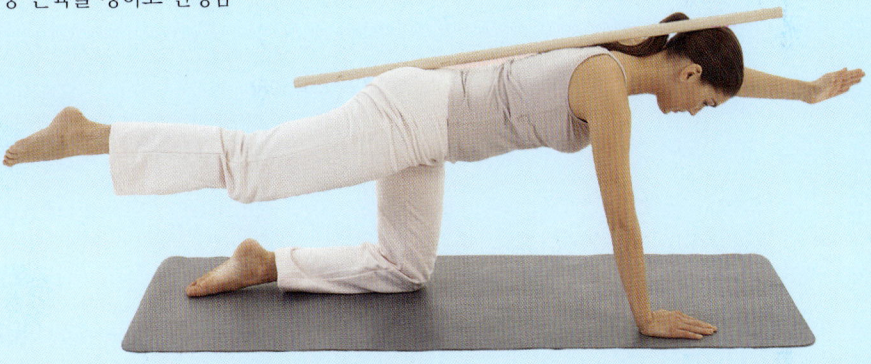

▼3 바닥 짚은 슈퍼맨 자세 3

1 바닥 짚은 슈퍼맨 자세 1을 취한 다음, 이번에
는 한 손에 무거운 물건을 들고 그 손과 반대쪽
다리를 들어올린다. 균형을 유지하느라 몸통의 근
육이 단련됨은 물론, 어깨에도 운동 효과가 강하다.

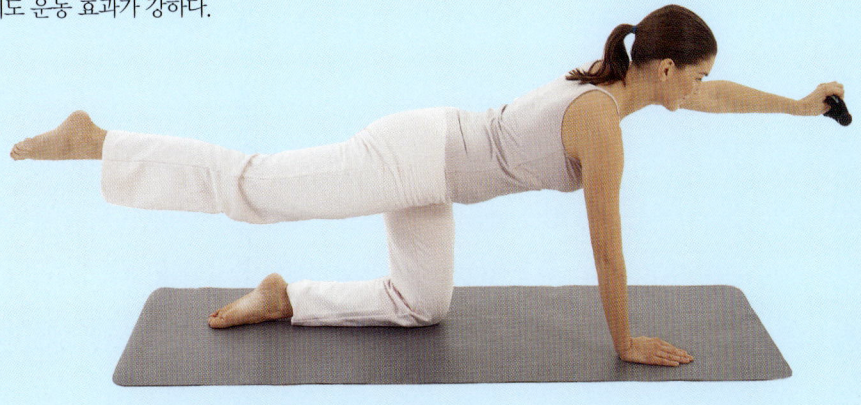

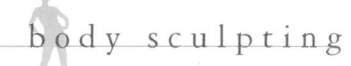

보다 유연하게

이 책에는 다양한 스트레칭 동작들이 소개되어 있다. 이 중 대다수는 근육을 8~10초간 늘여서 운동으로 수축되기 전의 길이로 되돌리는 것을 목적으로 하고 있다(p28 참조). 그러나 스트레칭 중에는 이처럼 단순히 근육을 원래 길이로 되돌리는 데 그치는 것이 아니라 더 늘여서 유연성의 한계를 확장시키는 것을 목적으로 하는 동작들도 있다. 이제부터 살펴볼 발달 스트레칭, 파트너와 함께 하는 스트레칭, PNF 스트레칭이 여기에 해당된다. PNF, 즉 고유수용성 신경근 촉진법은 자극을 수용하는 인체의 고유한 반응을 이용한 운동 요법으로 주로 물리치료에 많이 이용된다

• 발달 스트레칭

일반적인 스트레칭 효과의 한계를 넘어서는 가장 좋은 방법이 바로 발달 스트레칭이다. 발달 스트레칭의 정의는 용어 그대로 근육 이완의 정도를 한계 지점에서 한 단계 더 발달시키는 것이다. 이렇게 하기 위해서는 보통 근육이 늘어나지 못하게 붙들고 있는 반대편 근육에 힘을 가해 잡아당겨야 한다. 이렇게 하려고 애쓰는 사이, 체온이 상승하면서 운동 효과가 발생하게 된다.

몇 가지 발달 스트레칭 동작들을 연습하면서 유연성에 어떤 변화가 오는지를 느껴보자. 안전하고 효과적으로 스트레칭을 하려면 먼저 몸을 따뜻하고 부드럽게 만들어주어야 한다는 사실을 잊지 말자(p30 참조). 그리고 발달 스트레칭 동작을 취할 때는 자세가 흐트러지면서 미끄러지거나 넘어져 다칠 가능성에 대비하여 필요한 안전 조치를 해둘 필요가 있다.

지금부터 소개할 발달 스트레칭 동작의 원리는 이 책에 나오는 거의 모든

스트레칭 자세에 적용할 수 있다. 특히 앉아서 상체 기울이기(p96 참조), 누워서 비틀기(p97 참조), 첫번째와 두번째 스트레칭(p114 참조) 등에 유용하게 적용된다.

▼ 1 발달 스트레칭

1 바닥에 앉아서 두 다리를 앞으로 곧게 뻗는다. 어깨를 펴고 등을 곧고 길게 세운다. 이 자세에서 손을 조금씩 앞으로 보낸다. 더 이상 계속할 수 없을 때까지 손을 다리 앞으로 짚어나간다.

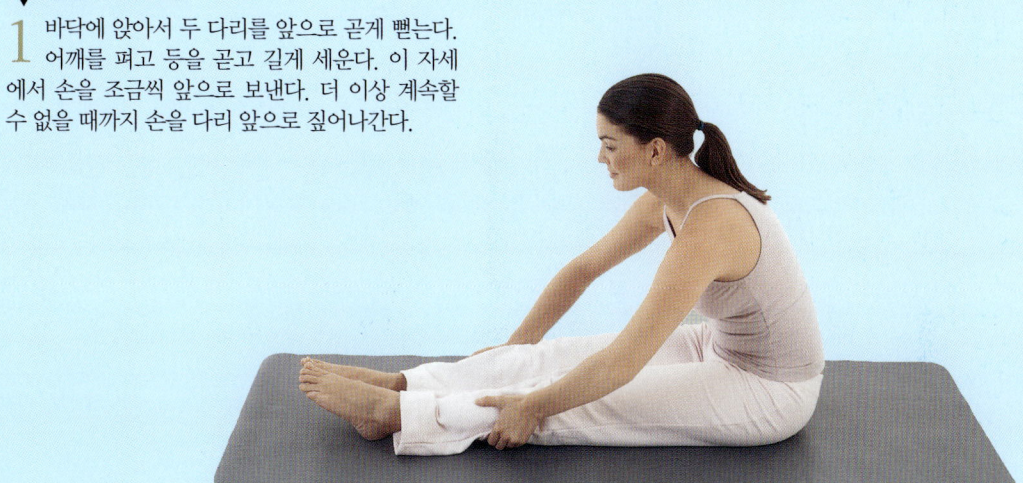

2 이 상태에서 여느 때처럼 자세를 푸는 대신, 한계를 넘어서서 조금 더 근육을 늘여야 한다. 그 자세가 편안하게 느껴지기를 기다린 후(보통 20~30초 후), 조심스럽게 몸을 앞으로 밀어서 근육을 조금 더 늘여본다. 계속 연습하다보면 이런 자세를 1~2분간 유지할 수 있을 정도까지 유연성이 좋아진다.

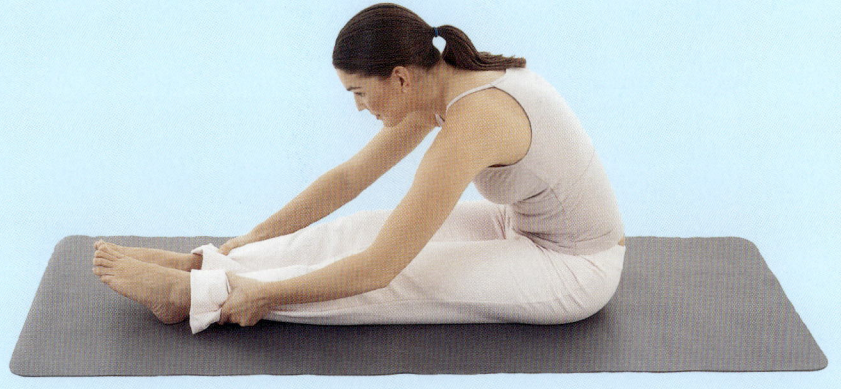

보다 유연하게

••• 둘이 하는 스트레칭

둘이서 함께 스트레칭을 하면 즐겁게 운동 효과를 높일 수 있어서 좋다. 서로 몸집이 비슷한 사람이라면 유연성이 달라도 얼마든지 스트레칭 파트너가 될 수 있다. 중요한 것은 두 사람 모두 운동에 집중하며 서로를 돕기 위해 진지하게 노력해야 한다는 것. 둘이서 스트레칭을 하게 되면 더 적극적이면서도 부드럽게 원하는 자세를 취할 수 있다.

▼ 파트너 스트레칭

1 상대가 밀거나 당기는 힘을 통해, 근육은 평소의 한계를 조금 넘어서까지 늘어나게 된다. 또한 상대의 몸무게가 가해짐으로써 그 늘어난 상태를 보다 편안하게 지속할 수 있다.

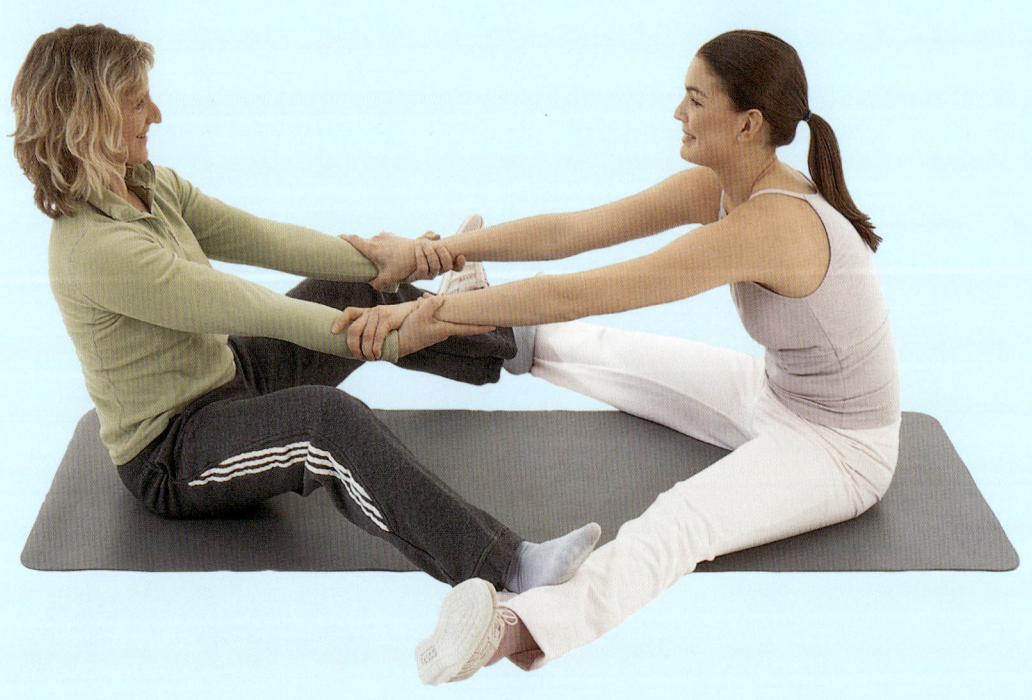

•PNF 스트레칭

이 스트레칭은 늘어난 근육 신경을 순간적으로 착각하게 해서 좀더 이완된 상태로 만드는 방법이다. 근육에 30~50초 동안 강한 힘을 가했다가 갑자기 풀면 순간적으로 근육의 긴장이 확 풀어지게 된다. 이때 근육을 늘이면 평상 시에 늘일 수 있는 것보다 조금 더 길게 늘어난다. 이런 스트레칭법은 조심스럽게 실시해야 하며 갑자기 균형을 잃었을 때를 대비해 안전 조치를 취해두어야 한다. 다음은 PNF 스트레칭의 한 예이다.

▶ PNF 스트레칭

1 바닥에 눕는다. 한 다리를 위로 들어올려 최대한 얼굴 쪽으로 끌어당긴다. 이제, 허벅지 앞쪽 근육의 힘을 이용하여 다리를 바닥 쪽으로 억지로 내리려 애쓰는 동시에 손으로는 다리가 내려가지 못하게 붙잡는다.

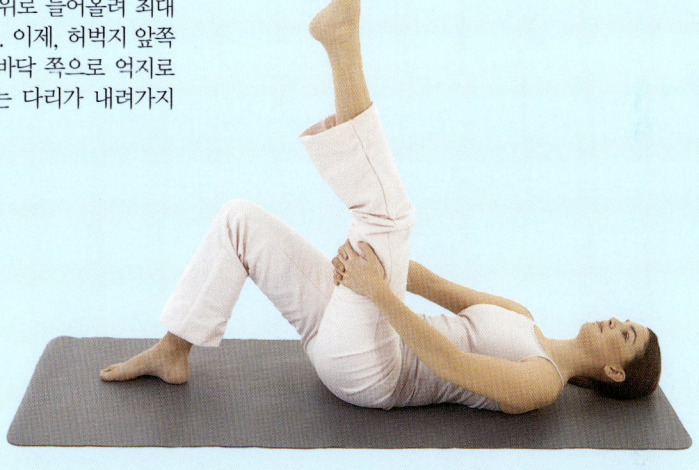

2 이렇게 50초 정도까지 힘을 쓴 다음, 긴장을 푼다. 이 상태에서 다시 다리를 얼굴 쪽으로 당겨 보자. 아마 전보다 수월하게 앞으로 더 많이 끌어올 수 있을 것이다.

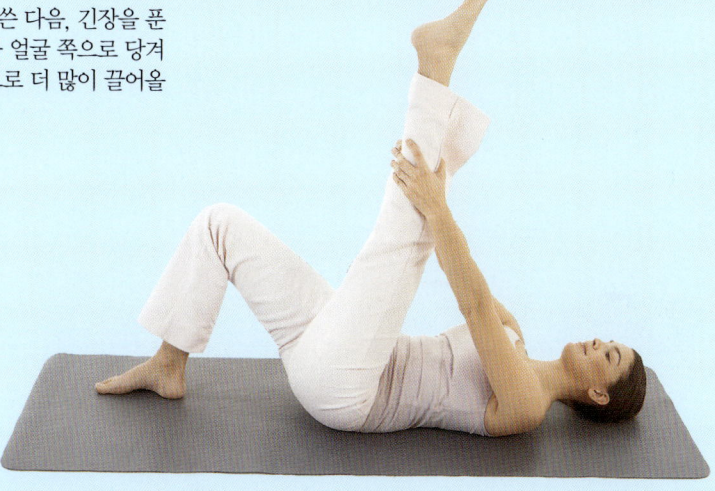

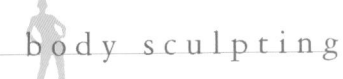

산후 운동으로 되찾는 몸매

아기를 출산한 여성이 특히 신경을 써야 할 부위는 배와 허리이다. 복부 근육은 아이가 뱃속에서 자라는 아홉 달 동안 심하게 늘어나 있었다. 허리 또한 아기의 무게를 지탱하느라 심하게 젖혀져 있었다. 게다가 임신기에 황체에서 분비되는 출산 촉진 호르몬인 릴랙신 호르몬의 영향으로 임산부의 인대가 부드럽게 늘어나면서, 등과 허리 역시 평소보다 느슨해진 상태에서 그 모든 무게를 견뎌야만 했다. 따라서 산후 운동 프로그램은 최대한 효과적으로 몸통 전반을 강화시키는 데 초점을 맞추어야 한다.

그럼 지금부터 산후 회복과 몸매 관리에 가장 기본이 되는 몇 가지 동작들을 살펴보도록 하자.

• 골반올리기

자연 분만을 했다면 출산 6주 이후부터 이 동작을 할 수 있다. 제왕절개를 한 경우에는 12주까지 기다렸다가 시작하도록 한다.

• 머리들기

몸이 어느 정도 회복되면 골반올리기의 다음 차례로 이 동작을 실시한다. 이 동작을 시작으로 조금씩 복부 근육을 단련해나가도록 하자.

• 누운 상태로 머리들기

복부 회복 운동의 마지막 단계에 속하는 동작으로 복부 근육을 원상태로 되돌리면서 등과 허리의 위치도 바로잡아준다.

▼ 골반올리기

1 등을 바닥에 대고 눕는다. 무릎을 구부려 발바닥을 바닥에 내려놓고 양팔을 몸통 옆에 편안하게 풀어놓는다. 잠시 동안 가만히 누워서 등 밑의 바닥을 느껴본다.

2 이제 복부 근육들에 정신을 집중하고 복근을 수축시키면서 허리를 바닥 쪽으로 조금씩 밀어내린다. 자세를 잠시 유지했다가 원위치로 되돌린다. 이것은 가장 기본적인 골반올리기 동작으로 복부와 등 근육의 연결 상태를 회복시켜준다.

3 위의 동작을 8회 반복하되 운동 중간이라도 복근이 피로하다는 느낌이 들면 바로 쉬어야 한다.

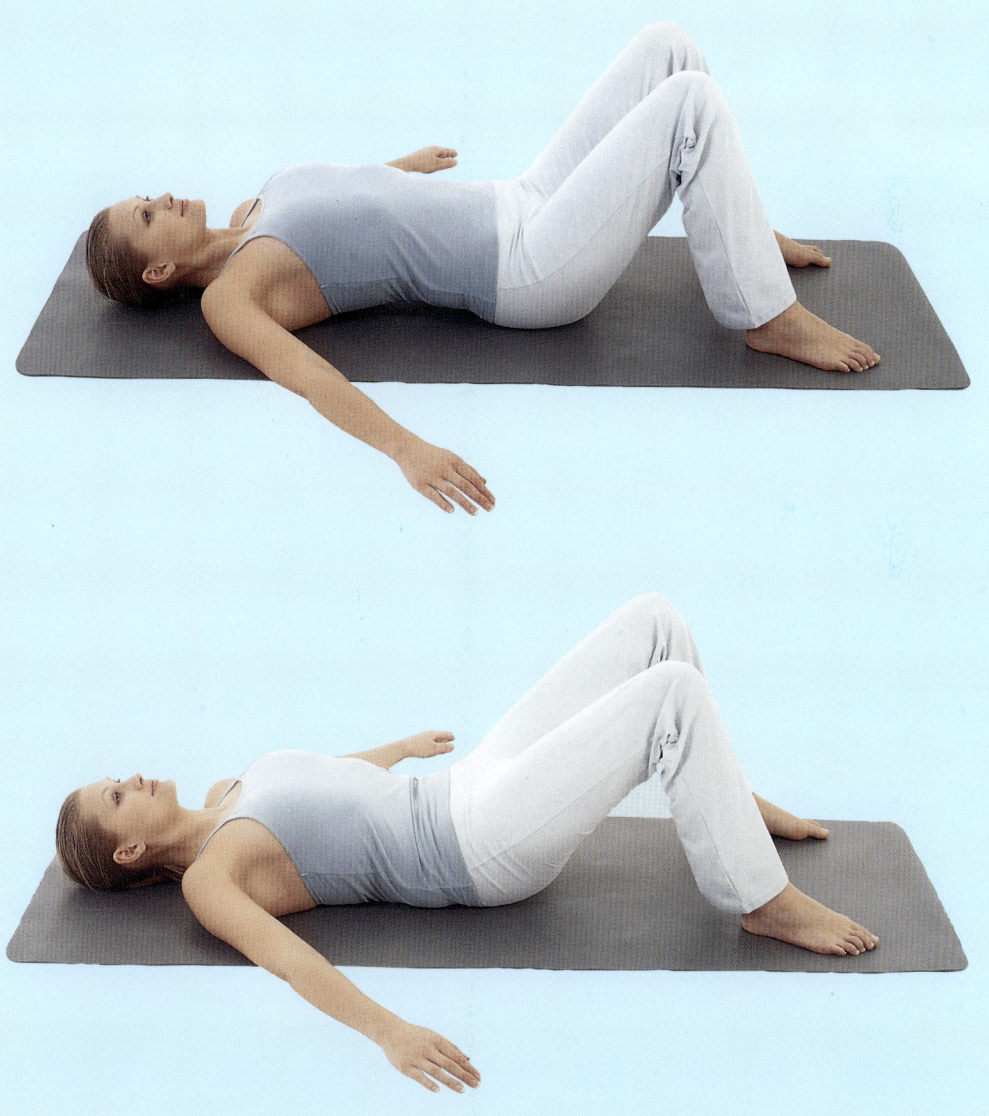

산후 운동으로 되찾는 몸매

▼2 머리들기

1 골반올리기를 한 후 자세를 그대로 유지하고 고개만 천천히 바닥에서 들어올린다. 손은 바닥 위에 그대로 둔다. 복부가 수축되었다는 느낌이 들 때까지만 머리를 들었다가 천천히 내린다.

2 이렇게 머리를 8~10회 들었다 내리면 목근육은 약간 늘어나고 복부 근육은 수축된다.

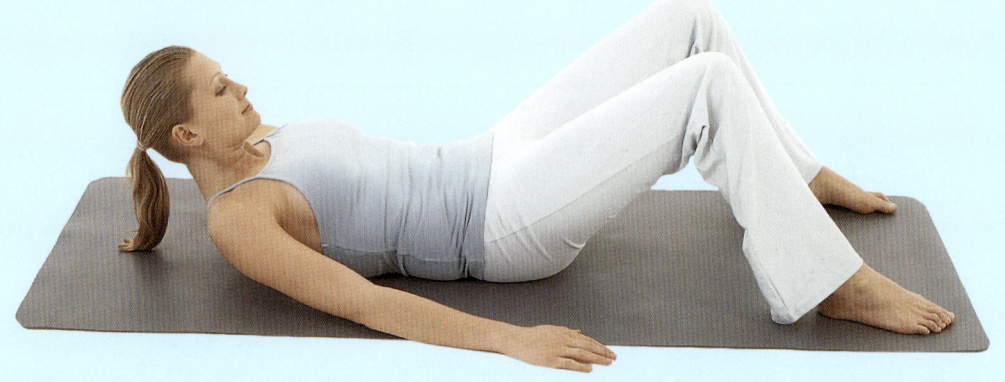

▼3 누운 상태로 머리들기

1 등을 바닥에 대고 누워 무릎을 굽히고, 손을 귀 뒤에 붙인다. 머리와 어깨를 바닥에서 들되 일반적인 윗몸일으키기와는 달리, 턱을 숙이고 시선을 복부에 둔다. 이렇게 되면 몸을 최대한 바닥에 밀착시킨 상태에서 고개만 들었다 내렸다 할 수 있다.

2 천천히 8~10회 반복하는 것을 목표로 삼는다.

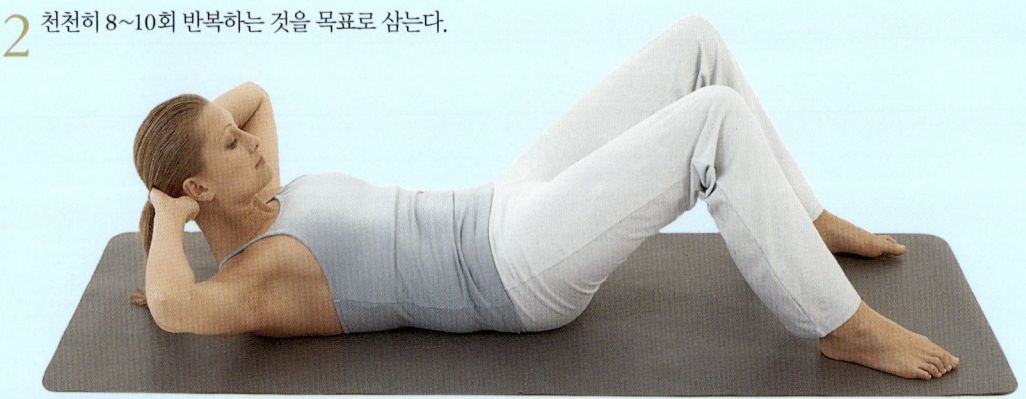

시간이 지나면서 몸이 점차 회복됨에 따라서 더 적극적인 산후 회복 운동을 시도해볼 수 있다. 운동을 시작한 지 6주 정도 지나면 가벼운 유산소 운동을 시작해보자. 더불어 허리를 집중적으로 단련시키는 운동을 하도록 한다.

100쪽에 나오는 계단 오르내리기1과 같은 가벼운 유산소 운동을 시작하자. 이 운동은 심장과 폐의 기능, 그리고 몸의 전반적인 근육들을 천천히 회복시켜줄 것이다. 그리고 유산소 운동을 끝낸 뒤에 다음의 동작들을 실시한다.

• 고양이 자세

이 동작은 등을 부드럽고 유연하게 만들어준다.

• 길게 늘이기 2

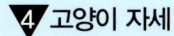

▼4 고양이 자세

1 두 손과 무릎으로 바닥을 짚고 엎드린다. 배꼽을 척추 쪽으로 잡아당긴다는 느낌으로 배를 최대한 끌어올린다. 동시에 고양이처럼 등을 위로 말아올린다.

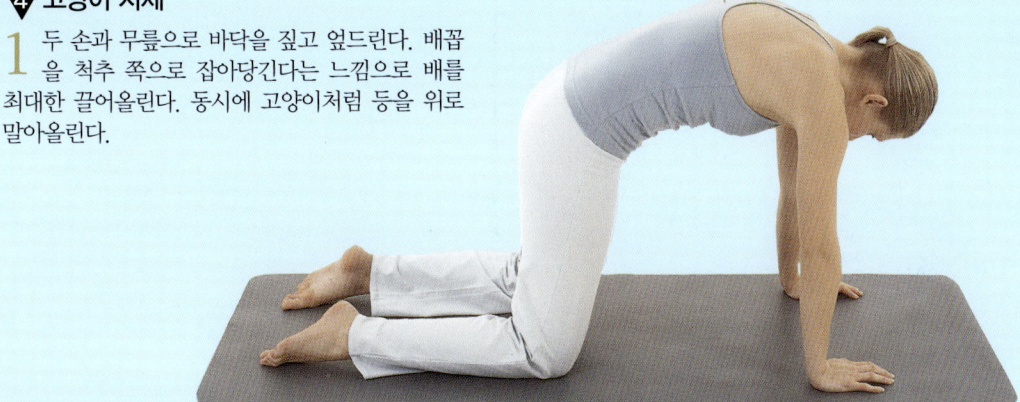

2 잠시 자세를 유지한 뒤, 천천히 등을 풀고 시작 자세로 돌아온다. 천천히 그리고 조심스럽게 10~12회 반복한다.

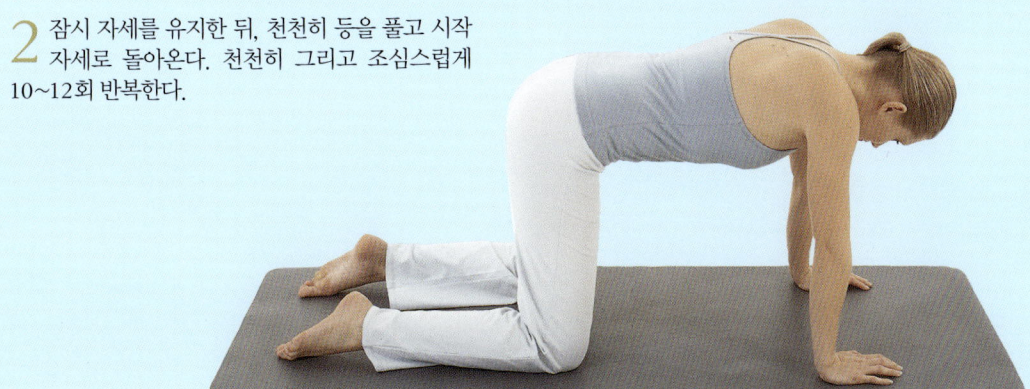

산후 운동으로 되찾는 몸매

▼**5** **길게 늘이기2**

1 배를 대고 누워서 팔을 등 뒤로 보내어 양손을 마주 잡는다. 엉덩이 근육을 수축시키며 고개를 들고 어깨를 바닥에서 뗀다. 손은 엉덩이 뒤에 둔다. 4회 반복한 다음, 자세를 풀고 잠시 쉰다.

2 이제 양손을 어깨 위에 올리고 고개와 어깨 들어올리기를 8회 반복한다. 천천히 몸을 풀고, 바닥에 엎드려 쉰다.

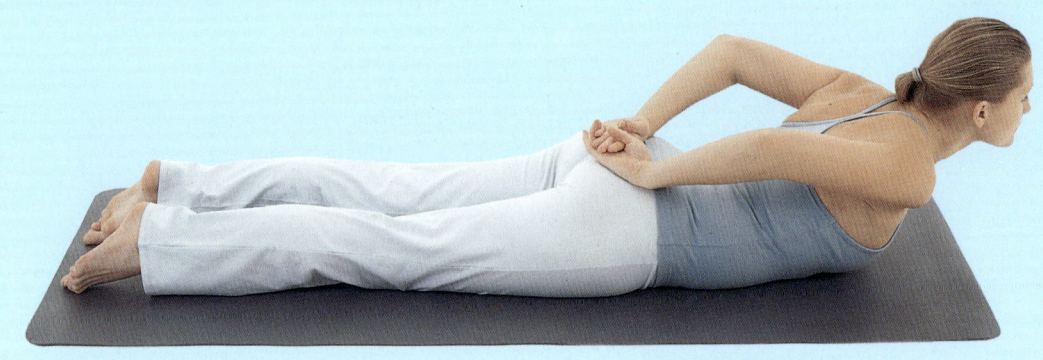

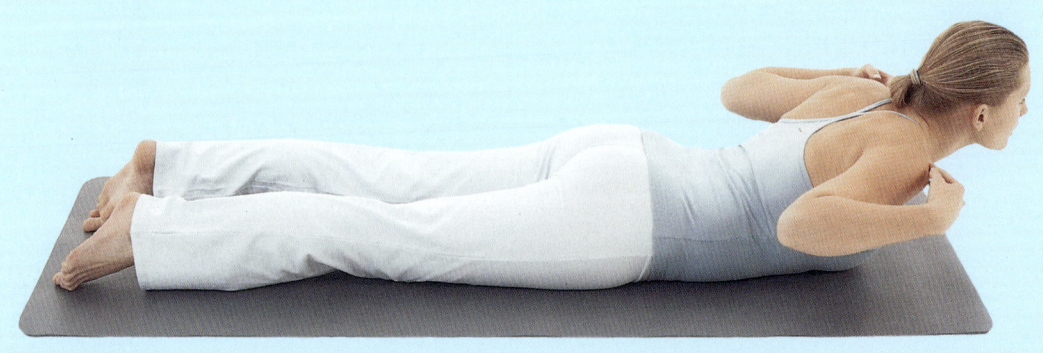

• 그 외의 운동들

시간이 지나 몸이 좀더 회복되면, 6주 몸매만들기 프로그램에서 몇 가지 동작들을 골라 자기에게 꼭 필요한 프로그램을 만들어보도록 하자. 특히 다음의 프로그램들이 많은 도움이 될 것이다.

• 배와 옆구리 운동 / 1주(p64 참조)

• 허벅지와 종아리 운동 / 2주(p102 참조)

• 팔과 상체 운동 / 1주(p120 참조)

좀더 힘든 운동에 도전해봐야겠다는 마음이 들면 62쪽부터 소개되어 있는 허리와 옆구리 운동 6주 프로그램을 자기에게 맞게 응용해보도록 하자.

6 엉거주춤앉기

1 101쪽에 나오는 엉거주춤앉기1의 자세를 자주 취한다. 아기를 안을 때나 침대에 눕혀놓은 아기를 들여다볼 때 등등, 틈나는 대로 이 자세를 취한다. 변기에서 일어설 때도 5~6회 정도 해준다. 이 자세를 취하게 되면 등이 보호되고 다리와 엉덩이 근육이 강하고 매끈하게 다듬어진다.

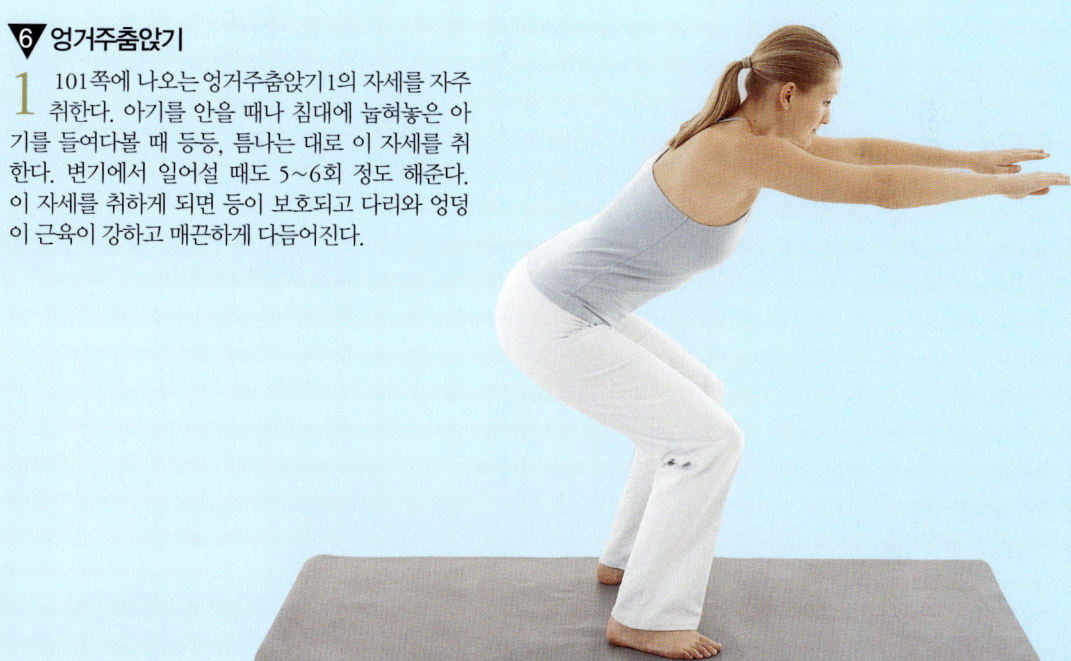

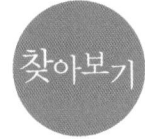

찾아보기

KI 신서 615
6주 안에 만드는
섹시한 몸매

지은이 | 크리시 갤러허 먼디
옮긴이 | 김희정

1판 1쇄 인쇄 | 2004. 8. 16
1판 1쇄 발행 | 2004. 8. 28

펴낸곳 | (주)북21
펴낸이 | 김영곤
책임편집 | 한해숙 · 김미란
영업마케팅 | 안경찬 · 이종률 · 김진갑 · 박성인 · 이희영 · 박진모 · 이연정 · 박창숙
관리제작 | 이인규 · 이도형 · 고선미 · 이영민
북디자인 | 씨오디 Color of Dream

등록번호 | 제10-1965호
등록일자 | 2000. 5. 6

경기도 파주시 교하읍 문발리 파주출판문화정보산업단지 500-11(413-756)
전화 | (031)955-2100(대표)
팩시밀리 | (031)955-2151
E-mail / book21@book21.co.kr
http://www.book21.co.kr

값 12,000원
ISBN 89-509-0681-3 13510